让阅读走心

让阅历丰盛

认知行为治疗
18讲

徐 勇————著

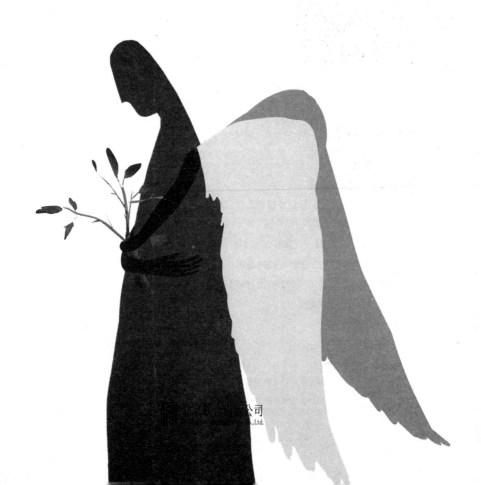

图书在版编目（CIP）数据

认知行为治疗18讲 / 徐勇著 . — 北京：北京联合
出版公司 , 2022.10
ISBN 978-7-5596-6428-0

Ⅰ . ①认… Ⅱ . ①徐… Ⅲ . ①认知—行为疗法 Ⅳ .
① R749.055

中国版本图书馆 CIP 数据核字（2022）第 140194 号

认知行为治疗18讲

作　　者：徐　勇
出 品 人：赵红仕
选题策划：北京时代光华图书有限公司
责任编辑：高霁月
特约编辑：袁艺丹　陈　佳
封面设计：新艺书文化

北京联合出版公司出版
（北京市西城区德外大街83号楼9层　　100088 ）
北京时代光华图书有限公司发行
北京晨旭印刷厂印刷　　新华书店经销
字数198千字　　880毫米 × 1230毫米　　1/32　　10印张
2022年10月第1版　　2022年10月第1次印刷
ISBN 978-7-5596-6428-0
定价：68.00元

从误解开始认识认知行为治疗

我早早就听说过"认知行为治疗",并从考试教材里了解了一些概念。当时我以为自己懂了,而且以为懂了就是会了,会了就是通了。现在想想,我那时哪来的这些夸大自我的"自由联想"?真是太滑稽了。

我曾经对"认知行为治疗"有太多的误解和偏见了,我的机构"PYS 心里程心理培训中心"在 2017 年开设的徐勇老师的认知行为治疗课程解答了我的很多困惑。徐勇老师深入浅出的讲解和现场演示,让大家的学习效果倍增。经过五年打磨,现在呈现的这本书更利于我们反复学习。

我想先从我的那些误解开始说起,帮助大家初步认识认知行为治疗。

误解一:认知行为治疗是一种积极思维

我们可能都听到过这样的话:"你不要担心,这不是你的错,是他/她的问题，你会找到更好的人。"这是认知行为治疗的方式吗？不是！这只是一种积极的想法，但积极的想法不一定能带来积极的情绪。如果认知行为治疗只能让人保持阳光，那么治疗结果可能会很糟糕。

　　认真学习后，我们就会知道，认知行为治疗的过程是通过分析来访者赋予事件的独特含义建立起来的。治疗师需要探索来访者的观点是否有可替代性，用实践的方式帮助来访者形成有效的新想法和新信念。

误解二：认知行为治疗师对来访者的过去完全不感兴趣

　　认知行为治疗确实是一种与过去无关的问题解决方式，但这并不代表认知行为治疗师对来访者的过去不感兴趣。我们的许多固有观点、信念都来自过去，有时候，了解来访者的不合理信念背后的经历，才能帮助来访者放弃或转变这些信念。

　　治疗师故意将来访者引向过去的记忆不是为了让来访者停留在过去，而是为了让来访者对比现在和过去，帮助来访者把过去的消极事件和当下对那些事件的想法及随之出现的行为联系起来，认识现在更真实的自己，以便展开进一步的治疗。

误解三：进行认知行为治疗时，只谈论想法，不谈论情绪、感受

来访者去找治疗师往往是因为受到情绪上的困扰，他们那些悲伤的、痛苦的、焦虑的、恐惧的情绪是需要被看到，被触及的。治疗师看到想法是如何触发情绪，如何导致糟糕结果的，才有可能真正帮助来访者。有时候，治疗师还会激活来访者的情绪，引导来访者重新将认知和情绪关联起来，以获得更好的治疗效果。

观察和记录情绪的变化在认知行为治疗实践中非常重要。判断认知行为治疗成功与否的标准之一就是看来访者伤心、害怕等消极情绪是否减少，积极的情绪是否增加。

误解四：认知行为治疗只是一种简易技术，不能深入地解决问题

一般情况下，认知行为治疗是有时间限制的，且不过多追溯来访者的童年经历，一些人因此认为，认知行为治疗不能深入地解决问题。但其实治疗的介入程度应该和来访者的问题相匹配。对有些来访者来说，只消除或减少症状就已经足够了，并不需要进行深入治疗。不少所谓的深入治疗，只是一些心理治疗师的一厢情愿。

认知行为治疗师需要根据来访者的具体情况，将来访者的

问题概念化。这是认知行为治疗过程中非常重要的操作步骤。没有案例概念化的过程，治疗就会变成技术的叠加，达不到预想的治疗效果。

消除了这些误解，你是否觉得认知行为治疗和自己原本想的不同？如果你还有其他疑惑，带着它们去读本书是最好的。

本书的前8讲涵盖了基础理论，评估、案例概念化的方法等，第9讲至第12讲分别介绍了抑郁障碍、焦虑障碍、强迫症、失眠等四种常见心理问题的认知行为治疗方式，最后6讲通过角色扮演的方式将案例表述出来，并展现了案例的分析和督导过程。

徐勇老师的多年教学经验和案例累积使他可以将理论和实践真正结合起来，使本书摒弃晦涩难懂，易学易用。其中的很多文字看起来不那么显眼，但值得细细品味，可以帮助认知行为治疗的爱好者、学习者、从业者更通畅地进入认知行为治疗的大门并游刃有余地掌握这种治疗方法。

邀请你加入学习和使用认知行为治疗的队伍，为更多来访者提供专业认知行为治疗服务。

刘冠宇

心理咨询师

PSY 心里程心理培训中心创办人

CNPT 儿童游戏治疗培训中心创办人

CONTENTS

目录

第三部分
实践案例展示

CBT

第一部分

认知行为治疗理论

第1讲
理解认知行为治疗的关键点

认知行为治疗（Cognitive Behavior Therapy，CBT）是行为治疗和认知治疗的整合。

行为治疗出现得比较早。在 20 世纪 20 年代前，行为主义心理学理论体系已初具规模。到了 20 世纪三四十年代，以行为主义心理学为理论基础的行为治疗发展起来，逐渐变得流行。

认知治疗则是 20 世纪五六十年代逐渐兴起的。它的基础理论包括阿尔伯特·艾利斯的理性情绪疗法，也包括阿伦·贝克的认知理论。

阿伦·贝克的认知理论是认知行为治疗更为重要的理论基础，其经典性不言而喻。认知行为治疗其实并不是一种治疗技术或方法，而是一个范畴。在这个范畴中，有很多不同流派的治疗模式，比如艾利斯的理性情绪疗法，近年来发展得比较快的以正念为基础的认知治疗，以及图式治疗、接纳和承诺治疗等。我们在这本书中介绍的认知行为治疗主要基于阿伦·贝克认知理论的治疗模式。

每一种心理治疗模式几乎都有自己的理论，能够解释我们所谓正常的、健康的心理状态和病理性的心理状态。认知行为治疗也可以用自己的理论来解释各种各样的精神障碍，被广泛用于治疗抑郁障碍、焦虑障碍、创伤后应激障碍、进食障碍，以及更严重的精神分裂症等精神障碍。

直接决定我们感受的是我们赋予事件的意义

你认为什么直接决定了你的感受？当你发现你身边的某个人，比如你的同事或朋友情绪不好时，你有没有想过他为什么会情绪不好？

我相信有人会说，这个人可能碰到了什么不好的事情。换句话说，在大多数人的认知里，我们的情绪、感受，只由事件决定——某个人不开心，是因为他碰到了让他不开心的事情；某个人开心，就说明他碰到了让他开心的事情。

但是，仔细研究后我们就会发现，直接决定我们情绪的不是事件本身。我们可以轻易举出很多例子来表明，不同的人遇见同一件事情会有不同的反应。比如：

班级里有两名学生都在某次考试中得了 60 分，但这两名学生对 60 分的情绪反应完全不一样。有一名学生非常难过，另一名学生则很开心。

事件是一样的，他们对事件的反应不同是因为 60 分对他们的意义是不一样的。

问题又来了，事件对不同个体的意义来自哪里？来自当事人的赋予。

我们感受的不仅是事件本身，还有我们赋予事件的意义。对因为得 60 分而难过的学生来说，得 60 分意味着失败，是非常糟糕的。他或许还会想到因为这件事，他可能拿不到奖学金，老师不再信任他，家长会批评他，等等。而对另一名学生来说，得 60 分意味着成功，他本来担心会不及格。

我们再来看一个例子：

> 两个男孩分别邀请自己喜欢的女孩周六一起吃饭，两个女孩都以周六有安排为由委婉拒绝。一个男孩只是有一些沮丧，反思是不是自己提出邀请的时机不成熟，或者缺少一些沟通技巧等，而另一个男孩想的则是"大概没有女孩会喜欢我"，情绪非常低落。

相信大家已经能够看出，是他们赋予一个被拒绝事件的不同意义让他们呈现出不同的情绪反应。

我们每天都会不断地和环境相互作用，碰到各种各样的事件，但作为人，我们不是环境的被动接受者，我们每天都在主动建构现实，不断地赋予事件意义。认识到这一点是非常重要的。

认知行为治疗师不能忽略对来访者生活中一些事件的了解，因为经历会影响人的性格，以及人对事件的主观构建。但是，仅了解事件显然是不够的。来访者情绪低落并不是事件本身直接决定的，所以治疗师需要仔细了解来访者赋予事件的意义。比如一个来访者因为失去工作而焦虑，治疗师就需要问来访者失去工作对他来说意味着什么。尽管失业对于很多人来说都是不愉快的事情，我们依然可以看到每个人对失业的反应是不一样的。

治疗师问来访者："我知道你失去了工作，我注意到你很难受，我想进一步了解，失业对你意味着什么？"来访者可能会说："我怎么什么都做不好，我连这个工作都做不好，我真是个没用的人。"

这样的看法直接决定了来访者的情绪。所以找到了影响来访者的事件，不等于能理解来访者情绪痛苦、出现精神障碍的原因。

以不同的视角看事物，才可能全面了解事物。有精神障碍的患者对一些事物的看法往往过分僵硬或过分极端。

精神障碍都有特定的主题

阿伦·贝克曾提出"个人领域"的概念——每个人都有自己认为非常重要的事情。比如有的人就对考试成绩很在意，考试成绩不好会让他很难过，甚至痛不欲生。有的人不在乎考试成绩，而在乎在关系里是否能得到别人的注意和认可。

　　个人领域的差异决定了不同的人可能会有不同的精神障碍。比如社交焦虑障碍（社交恐惧症）患者的主要问题是担心自己在某些特定场合甚至在所有场合里表现拙劣，得到他人的负面评价，被讥笑，被看不起；疾病焦虑障碍患者总会忧心自己会不会患上很严重的疾病，如癌症、艾滋病等；有惊恐障碍[①]的患者总对自己身体上的不适做出灾难化的解释；强迫症患者总想反复洗手，或者反复检查自己做过的事，担心因为自己的疏忽，给自己和家人带来灾难性的后果。

体验到情绪痛苦时，我们接收的信息
可能会被歪曲

　　抑郁障碍或焦虑障碍等精神障碍患者往往对认知歪曲[②]有

---

①　以反复出现严重惊恐发作为基本特征的精神障碍。发作并不限于任何特殊场合或环境，不可预测。主要症状常包括突然发生心悸、胸痛、哽噎感、头晕和感到不真实（人格解体和现实解体）。经常还有继发地对濒死、失控或发疯的害怕。惊恐发作是指迅速而强烈的焦虑发作。往往有强烈的自主神经症状，且没有固定的发作先兆，可在几分钟内达到高峰，一次发作一般持续数分钟或十几分钟，也有持续时间更长的情况，其消退是逐渐的。（《精神医学名词》）。在《精神障碍诊断与统计手册（第五版）》（DSM-5）中，惊恐障碍被划分在焦虑障碍中。
②　认知中存在错误的、不合理的、片面的或偏执的成分。

"状态依赖性"。有些人对问题的认知歪曲是一贯的，因为他们有偏执型人格。而很多精神障碍患者的认知歪曲在日常生活中可能没有那么明显，他们看待问题不总是消极、绝对的，但是一旦遇到一些挫折或者其他特殊事件，他们就开始陷入抑郁，表现出明显的认知歪曲，消极、非黑即白地看问题方式开始在他们头脑中变得活跃，甚至占主导地位，头脑对信息的处理过程开始出现偏差。

认知行为治疗中的认知治疗，建立在信息处理的理论基础上。在某种程度上，很多认知歪曲的产生都源于信息处理过程的歪曲，这样的过程可能是不经过意识检查的。当我们体验到情绪痛苦的时候，我们的信息处理过程可能会被歪曲，认知歪曲就可能被激活。

一些理论已经证明，我们进行信息处理依靠神经回路。我们会不会过分关注危险、失败、消极情绪等，是如何看待问题的，都受神经回路的影响，而神经回路受我们早期人际关系的影响，是在我们从小和环境（照料者等）互动的过程中塑造出来的。

接受心理治疗的过程也是来访者接触新的人际互动模式的过程，这就意味着心理治疗可以重新塑造或者发展更加具有适应性的神经回路，来访者看问题的方式可以通过治疗改变，但是改变的前提是来访者能够识别自己的认知歪曲。

认知歪曲体现为：

（1）看待问题的态度是非黑即白的。

比如有的学生可能认为每次考试都考第一名，才能证明自己是优秀的。这种看问题的模式，是很多抑郁障碍患者的脆弱性（易患性或高危因子）的来源。

抑郁障碍患者往往有潜在的认知模式。在平时的生活中，我们也许看不到抑郁障碍患者的认知特点，但是在他们考试成绩不好、工作上遇到挫折等时候，他们的认知歪曲就可能会被激活。这样的认知模式就是维持和加重他们抑郁的重要原因。

（2）灾难化地解释问题，草率地下结论。

比如某个人做了一次演讲后，认为自己演讲的效果不好，就草率地下结论，认为"老板不会再信任我"，感到很焦虑。

（3）读心。

事实上，这种习惯和精神分析中说的投射类似。患者会在没有足够根据的情况下，将自己的心理推测为他人行为背后的动机。

（4）贴标签。

这是很多抑郁障碍患者的习惯做法，他们常会用"废物"等词给自己贴标签，对个人价值全盘否定。这是一种绝对化的思考方式。我听到来访者跟我说"我是个废物，我什么都做不好"时，会问他："能不能告诉我你怎么定义废物？"随着他们的描述，他们就会发现，在实际生活中，没有人或者极少有人能符合他们的描述。

我们用"非黑即白""灾难化""读心"等形容认知歪曲，是因为这些词语会在一些情境中更容易帮助来访者意识到自己有认知歪曲，从而让来访者更好地认识自己的认知模式。

精神障碍是多因素共同作用的结果

生物—心理—社会医学模式认为，导致疾病的不止有生物、化学因素，还有社会、心理因素，比如家族基因、神经递质的变化、性格、环境给人的压力等。患者精神障碍的出现也符合这一规律。但导致患者产生情绪问题的原因和维持、加重他们情绪问题的原因并非都是相同的。认知歪曲之于精神障碍，就像妄想之于精神分裂。很多精神分裂症患者会出现妄想的症状，但是妄想不是他们患上精神分裂症的原因。

认知行为治疗关注来访者问题的三个方面：第一个是素质因素（predisposing factors），包括来访者的基因，早年的成长环境和生活经验，等等；第二个是触发因素（precipitating factors）[①]；第三个是维持和加重因素（perpetuating factors），也就是维持和加重来访者问题的认知模式和行为模式，这是认知行为治疗过程关注的焦点。

健康的人也会因为各种原因出现焦虑、抑郁等情绪，但是他们会采取一些缓解情绪的认知模式和行为模式，这些情绪可能在很短的时间内就过去了，但精神障碍患者会不断地维持和加重情绪问题。比如一个人小时候常受到来自父母的贬低、忽略、指责，总是很自卑，和别人在一起时很少自我暴露，担心受伤害或者被讥笑。随着他长大，导致他产生自卑的这些原因不存在了，他已经不再和父母一起生活，或者他的父母已经意

---

① 所谓触发因素指的是激发来访者过去形成的信念（详见第 2 讲）的因素。

识到以前的做法不好，做出了改变，但他的自卑程度很可能还是不会减轻，甚至会持续加重。我们需要理解，我们很难改变一些已经出现的事实，他父母跟他道歉对减轻他的自卑是没有太大帮助的。我们关注的是，在他的早年经历影响下，他发展出了什么样的看问题的方式及行为模式，在维持和加重他的自卑。他很少自我暴露的做法和担心别人会伤害他、讥笑他的看法恰恰就是维持和加重他自卑的重要原因。

根治患者的精神障碍是我们的愿望，但是导致患者出现精神障碍的原因有很多，我们不可能把所有的"根"都去掉。认知行为治疗不是万能的，它主要在干预和处理很多维持和加重心理障碍的因素上发挥重要作用。认知障碍是精神病病理的一部分，是维持和加重精神障碍的主要因素而不是全部病因。同时，患者的行为应对模式也是维持和加重精神障碍的主要因素，比如有社交焦虑障碍的病人习惯回避，但回避又是维持和加重社交焦虑障碍的主要因素之一。

来访者处理痛苦的方式往往维持和加重问题

继续探讨前文中男孩被女孩拒绝的例子。

认知行为治疗师问情绪低落的男孩："我知道你被拒绝了很

难受，情绪很低落，能不能告诉我，这个女孩拒绝你对你来说意味着什么？我很想知道你是怎么看待这件事情的，你的头脑中会冒出什么样的想法？"

他说："大概没有女孩会喜欢我，谁会喜欢一个这么穷又没什么优点的人呢。"

然后治疗师进一步问他："是的，我知道你被拒绝以后很痛苦，那么你是怎么缓解你的痛苦感受的？"

他说："我不想跟别人谈论这件事情，所以我就一个人去喝酒了。"

治疗师接着问他："接下来呢？你还会继续追求这个女孩吗？"

他说："不会，我不可能让自己再受伤。"

男孩为了缓解自己的痛苦，便去喝酒，把自己灌醉；开始退缩，不再追求女孩。"大概没有女孩会喜欢我，谁会喜欢一个这么穷又没什么优点的人呢"是他的自动想法，是因为女孩的拒绝产生的，但他的这个自动想法其实没有经过事实检验，是一种认知歪曲。而他退缩，去喝酒，把自己灌醉的行为在维持和加重他的消极情绪方面发挥了重要作用。

当事人在行为上如何应对自己的情绪是认知行为治疗很关注的。有的来访者会如例子中的男孩那样，用喝酒处理自己的痛苦。这种方式在短期内，会快速、有效地缓解痛苦，但从长期来看，反而可能维持、加重情绪问题。男孩认为这种方式有效，就可能会重复采用这种方式，而不找机会检验自己的想法和现实情况到底是不是一致的。长此以往，情绪问题就可能越来越严重。

认为"只有我的学习成绩好，我才可爱"的孩子，就会努力学习，保持好成绩，以此来避免感到自卑、恐惧。但这样的过程中存在一个潜在威胁，就是他们不断用自己的行动和他人的反应验证自己的信念，他们的信念就可能越来越僵硬、极端、刻板。一旦他们没有考出好成绩，就可能长时间焦虑，甚至认为自己什么事都做不成。

想法、情绪、生理反应、行为、环境是相互联系的

想法、情绪、生理反应、行为、环境是相互联系的。这个原理对于理解来访者的问题非常重要。

认知行为治疗不仅关注来访者的认知和行为，也关注来访者的感受。这里提到的感受包括来访者的情绪、生理反应。

阿伦·贝克最初提出来的模式叫作"认知行为治疗三角"，五因素模式（见图1-1）在此基础上发展而来，是我们理解来访者的重要参考框架，也是一个重要的评估工具及心理教育（详见第6讲）工具。五因素包括想法、情绪（心境）、生理反应（躯体反应）、行为、环境（事件），情绪比心境更适合形容

来访者的感受。在心理学、精神病学中，心境指持续时间比较长的相对稳定的情绪状态，比如抑郁就是一种心境，抑郁障碍的诊断标准就包括抑郁情绪至少持续两周，在这两周里，每一天的大部分时间都是情绪低落的，这样的情绪状态称为心境。但情绪是容易受到事件的影响而发生变化的。

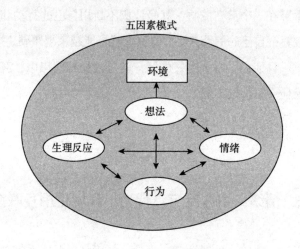

图1-1　五因素模式图

"知者行之始，行者知之成"

我非常认同我国明朝著名思想家王阳明的理念。王阳明曾提出知行合一，并认为"知而不行，只是未知"。在多年的治疗经历中，我对这一点深有体会。有些患者能清楚认识并深刻分析自己的问题，但是依然无法消除自己的精神障碍。他们的领悟只是假性领悟，因为他们的领悟是缺少体验的。

"知者行之始，行者知之成"，知道只是行为、体验的开始，若想真知、真领悟，势必要通过行动、体验，也就是实践。可见，认知和行为其实是分不开的。

认知行为治疗本质上是行动趋向的，认知行为治疗师常会给来访者布置家庭作业，包括认知作业、行为作业、行为实验（详见第 6 讲）等，这些会帮助来访者行动起来，开始改变。

第2讲
认知治疗基本原理

从三个水平的认知来理解精神障碍

▶ 自动想法

◎ 面对的事件不同，自动想法就可能不同

阿伦·贝克提出，人的认知实际上分三个水平，第一个水平的认知是最表层的，叫作自动想法。

自动想法是个体对特定的情境或者事件的评价，它直接决定着我们每天的体验。自动想法在我们的意识表层里，并非是经过事实检验、逻辑推理得出的，我们只要稍微付出一点意识上的努力就能觉察到自动想法。

了解来访者自动想法的经典方法是治疗师描述一个情境，询问来访者，他的头脑里有什么想法。比如治疗师可能会问来访者："当老师批评你的时候，你的头脑里有什么想法？""当你心跳得很快时，你会担心什么？有没有想过最坏的结果是什

么？"通过来访者的回答，治疗师就可以了解来访者为什么会有抑郁、焦虑等情绪。比如我们问一个常感到心慌的来访者："当你感到心慌的时候，你头脑里有什么样的想法？"他可能会告诉你："我觉得我肯定心脏病发作了。"这就是引发他焦虑的自动想法。

我们每天有大量的自动想法，赋予每件事意义，它们都直接决定我们开心还是不开心，焦虑还是放松。

面对的事件稍有不同，我们就可能产生不同的自动想法，进而产生不同的情绪。

有一个人每天乘地铁上下班。

某天早上，乘地铁的人太多，他由于没挤上刚进站的一班地铁，担心下一班地铁上的人会更多，非常焦虑。

第二天早上，他又没有挤上眼前的地铁时，不仅焦虑，还很愤怒。因为他当天要主持一场很重要的会议，迟到的影响不像前一天那么轻微。

由于给"挤不上地铁"这个事件赋予的意义发生了变化，他产生的情绪也发生了变化。

◎ 不同的人面对同样的事件可能有不同的自动想法

为什么被喜欢的女孩拒绝后，一个男孩只是有一些沮丧，另一个男孩则非常低落？

如果大家了解归因理论的话，就能看出，他们的归因方式是不一样的。第一个男孩既会外归因，又会内归因。他认为女孩有她自己的原因，而且时机不成熟，自己又缺少一些沟通技巧。而另一个男孩看待这个问题只运用了内归因，认为女孩拒绝他，完全是他的原因，还认为"大概没有女孩会喜欢我"。其实运用内归因或外归因，还是同时用两种归因方式本身并不是问题，问题在于我们运用的归因方式能不能够更好地反映现实，是不是非常僵硬、极端、偏离现实的。

在学生时期，我们也许会有考试成绩不理想的时候。你可以问一下自己："我以前是怎么解释自己没考好的？"可能有人说"我没复习好"，或者"我太粗心了"，有人会说"题目太难了"或者"老师故意和我过不去，给了我很低的分数"，甚至有人会说"我太笨了，我就是不如别人"。这些想法或相对灵活、全面，或相对刻板、极端，会引发不同的情绪。

◎ **了解负性自动想法**

了解了什么是自动想法，我们就更容易理解什么是负性自动想法。

我们可以用电脑处理信息的过程类比头脑处理信息的过程。

向电脑中输入信息时，我们可以用键盘输入、语音输入、扫描输入等方式，有选择地输入信息。信息通过视觉、听觉等感官通道输入大脑时，也是经过我们选择的，会反映出我们关注什么。我们在第1讲中提到过"体验到情绪痛苦时，我们接收的信息可能会被歪曲"。人一旦有抑郁、焦虑、恐惧等情绪，就可能选择性地关注危险信息。很多焦虑的人习惯通过上网查资料了解自己。但是，有研究表明，他们的焦虑往往会让他们对号入座，选择性地注意令他们感到更加焦虑的信息，也就是说，从信息输入这一步开始，错误就出现了。比如患有躯体症状障碍（详见第 10 讲）或者惊恐障碍的来访者会让比较消极的信息进入大脑，他们很容易觉得自己身体不舒服。

我们对信息赋意的过程就相当于电脑对信息编码的过程。编码过程会对信息的内容产生影响，编码错误就可能会导致内容错误。绝对化的思考模式就类似于有问题的编码过程，会使信息赋意的过程出现问题，导致负性自动想法出现。比如有的人焦虑的时候，思考模式就可能变得比较消极，发现自己有点胸闷，就马上赋予这个症状一个消极意义，也就是产生一个负性自动想法——我的心脏有问题。认知行为治疗非常关注这些负性自动想法，它们未必是不符合逻辑或不符合事实的，但基本都和抑郁、焦虑、羞耻、愤怒、恐惧等痛苦情绪联系在一起。

▶ 中间信念和核心信念

自动想法受信念的影响，信念还可以分为中间信念和核心信念，他们分别是第二个水平的认知和第三个水平的认知。

◎ **核心信念：个体对自我、他人以及世界的概括性的基本看法**

核心信念是深层次、稳定的信念，是人对自我、他人以及世界的概括性的基本看法，包括接纳、能力、控制等主题，与我们的安全感有关。我们的大部分中间信念都受这几个主题的核心信念影响。

阿伦·贝克的女儿叫作朱迪丝·S. 贝克，是一位著名认知治疗师。她写过一本经典著作《认知疗法：基础和应用》，其中提到人关于自我的消极核心信念，主要涉及两方面：一是"我是否可爱"，也就是"我是否有价值"；二是"我有没有能力"。

在认知行为治疗中，信念是一种机制。理解核心信念对我们理解心理障碍发生机制很重要。核心信念不是我们与生俱来的，它反映的往往是从我们小时候起，我们的照料者或者生活的环境给我们带来的影响。

从我们出生时起，我们的主要照料者就开始对我们的核心信念产生影响。我们会认同照料者对我们的看法和态度。如果大家对依恋理论有所了解，就会比较容易理解这部分理论。不同的学者会用不同的语言解释相同的现象，但他们的理论在很多方面是相通的，所以希望大家不要把认知行为治疗、精神分析取向的治疗等对立起来。比如约翰·鲍比的依恋理论中的内部工作模型，在我看来，就包含有关自我、他人、世界的核心信念。这些核心信念，其实也与精神分析的内在客体关系密切相关。

正如精神分析学家所说："婴儿仰望他的母亲，在母亲眼中看见他自己。"越小的孩子，就越容易认同父母对孩子的看法和态度，因为很小的孩子还没有理解一个人的内心世界的能力。如果一个孩子总是被父母贬低、责骂，他就会从父母眼睛里看到一个不可爱的孩子。一些人有"我没用""我不可爱"等核心信念，就是因为认同了父母对自己的看法，父母即使不用言语表明态度，孩子也能感受到父母的一些想法。

在依恋理论中有两种不完全依恋：一种是回避型依恋，一种是矛盾型依恋。

从婴儿时期开始，孩子就会释放出很多想要依恋、希望被理解的信号，如果孩子得到的回应是拒绝或者惩罚，那么孩子就可能放弃发展亲密的依恋关系，成人时发展轻视型依恋模式。他们轻视情感、关系，喜欢独立、自主，注重学业和事业的发展，在意"我有没有能力"。

在另一些孩子的内心，他们的照料者既是保护者又是加害者，有的时候表现得很爱孩子，有的时候又让孩子感受到很大的压力。这令这些孩子的内心矛盾，可能在成人时发展先占型依恋，过分关注自己是不是被关心、爱护、肯定、接纳，希望能在关系里得到情感的满足，关心"我是否可爱，别人是否喜欢我"。

一些有关自我、他人、世界的核心信念很可能在与他人的互动中同时产生。一个孩子小的时候一会儿被送到这家寄养，一会儿被送到那家寄养，就可能发展出"我是不值得爱的""这个世界是不可预测的"等核心信念；一个孩子从小就被抛弃，甚至遭受言语虐待、情感虐待、性虐待，很可能会同时发展出"我没有价值""没有人真的爱我""我很可能会随时失去任何东西""这个世界是很危险的"等核心信念。"没有人会喜欢我"的信念，既是对自己的概括，也是对他人的概括。

功能失调性核心信念，也就是消极的、负面的核心信念，比如"我不可爱""我没有价值""没有人喜欢我"，会导致大量痛苦情绪的产生。比如，一个人有关自我的核心信念是"我没能力"，就很可能同时认为"别人都是很苛刻的，常常对我很严厉，有很多要求，他们都看不起我"；一个孩子有关自我的核心观念是"我不可爱"，就可能同时认为"没有人会真的爱我"。

◎ 中间信念：个体的行为指导原则

很多孩子的早年经历很糟糕，所以他们承载了很多消极的核心信念，进而产生消极的中间信念，经常有消极的情感，比如悲伤、羞耻、委屈、愤怒等。

如果他们感受不到父母对自己的爱是无条件的，但是发现自己比较聪明，只要在学校里表现得好，很努力，学习成绩好，家长、老师、同学就喜欢自己，承受的贬低、辱骂会减少，他们就可能发展出"只有我的学习成绩好，我才是可爱的"等信念。这样的信念就是他们的中间信念。

中间信念在核心信念的基础上发展出来，这个词比较抽象，而"生活规则（行为规则）"很容易被来访者接受，所以我常用这个词来帮助来访者理解什么是中间信念。其实生活规则就是一种中间信念，是一些个体的行为指导原则。生活规则反映的是价值判断或态度，某种程度上和社会文化密切相关。它们往往影响着我们如何行动，如何进行人际互动，也影响着我们产生什么样的自动想法。

中间信念的作用是进一步建立和发展自我感，维护我们的自尊。

比如有些人可能总是在帮助别人，即使他们感觉到很疲劳，压力很大，常常发脾气，也很少拒绝别人。仔细了解他们，你就可能会发现，他们总是照顾别人的感受，满足别人的需要，忽略自己的感受和需要。这背后其实就隐藏着他们的生活规则，也就是中间信念——"我只有让所有人满意，才能证明我是一个可爱的人或者一个有价值的人"。

很多人都对自己头脑中存在的中间信念没有清晰的认识。精神障碍患者的中间信念往往是刻板、僵硬、局限的。比如一个人在工作上出现一点失误，就变得非常焦虑，很可能是因为他内心有"我不是最优秀的，就证明我没有能力"的信念。

我们的门诊曾经接诊过这样一名学生。

他非常聪明，高中毕业时，以全系第一的成绩被一所国内非常好的大学录取。此外，他还拿到了包括美国常春藤盟校在内的六所大学的录取通知书。但从那时起，他就已经开始有抑郁障碍症状。

他的学习成绩一直很优秀，参加过各种各样的竞赛，拿了很多奖，而且在我的印象里，他当时好像已经掌握了两门外语。然而，在谈话的过程中，他对我说："徐医生，我的成绩这么好，在很多竞赛中拿奖，你肯定认为考试对我来说是小菜一碟，不是什么大不了的事情。你可能想象不到，不管面临什么考试，对我来说，都如临深渊。"从他的话里，我能体会到，不管他的成绩多么优秀，他的内心都非常不安全。好像在他的印象里，"如果我不能名列前茅，我就什么都不是"。他的优秀并不能真正让他建立起自信，换句话说，他的优秀并不能超越他的自卑。

这样的患者的一些中间信念是很苛刻的。他们只有总是名列前茅才能感觉到自己是有能力的，是可以被别人接纳的，他们的智力、体力需要能一直支撑他们满足自己的要求。然而他们一旦没有达到自己的要求，就可能会觉得自己失去了一切。

智者曾说，有的人通过自己拥有什么来肯定自己，这样的人相对危险，因为这个世界变化得非常快，他拥有的东西可能很容易失去，他就无法肯定自己，而有的人通过了解自己是谁来肯定自己，这样的人会相对稳定。

事实上，那些通过自己拥有什么来肯定自己的人一直回避认识"我是谁"。他们有一个导致精神障碍的高危因素，那就是信念。他们的一些信念往往可以用一些比较绝对的条件句式来表述，比如"只有排第一名，我才是有能力的""只有让所有人满意，我才是被接纳的"。

这些信念的问题不在于他们要努力，要名列前茅，而在于僵硬、刻板、极端，这会使他们形成同样有僵硬、刻板、缺乏灵活性特征的行为模式，对他人有极端化的要求。

男孩被拒绝后，还会想，下次邀请女孩要不要找一个恰当的时机，或者怎样提高沟通技巧，这就证明他的核心信念是比较健康的。他知道自己不是万能的，但相信自己是有能力的；他知道不是所有人都会喜欢自己，但相信肯定会有人喜欢自己。

而那些认为"只有一个人百分之百地爱我，才能证明我是被爱的"的人就具有"我不可爱""我没有价值""没有人会真正爱我"等极端核心信念。在人际关系中，他们很可能让对方的压力很大。比如有的人给恋爱对象发信息后，没有在第一时间得到回复，就可能会马上想到"他是不是不喜欢我了"。

中间信念是和行为模式紧密联系的价值判断，而核心信念不直接和行为模式紧密联系。一个人的核心信念如果是"我没有能力"，他就可能会发展出"我只有永远做到最好或者名列前茅，才能证明我有能力"的中间信念，随之发展出一直要求自己努力，总是在用功学习的行为模式，他们一直处于努力的状态中，让自己的中间信念越来越坚定。但核心信念是"我没有能力"的人不一定就会努力学习，他们也可能发展出"不管我怎么努力，我都不会比别人优秀"的中间信念，不争不抢，或者不用心学习。

帮助来访者改变维持和加重其问题的行为模式就要识别并改变其中间信念。区分清楚中间信念和核心信念，能够帮助我们厘清来访者的认知过程。

◎ **信念的两个特征**

其一，信念不接受意识检查。

就像电脑中有系统默认值一样，信念是被我们默认的，属于潜意识范围。虽然信念只在"后台运作"，我们可能很难察觉到它们的存在，但它们影响甚至决定我们的认知方式和行为方式，影响我们每天的体验。

其二，信念往往很难改变。

信念是在我们早年经历基础上发展起来的，我们会默认它们是有事实依据的。一个人如果认为"只有有人百分之百地爱我，才能证明我是被爱的"，就很可能有过很多被忽略、伤害，甚至虐待的经历。他的信念是与他早年经历相符的。

要改变一个人的信念，就要尝试帮助他获得一些新的体验，至少治疗师要在治疗的过程中给来访者一些新的体验。当然，改变一个人的信念，还需要一个长期的过程。

区分自动想法和信念

很多初学者无法有效运用认知行为治疗的重要原因之一就是，他们没有正确区分自动想法和信念。在了解来访者的想法前，试图改变来访者的信念，常常会迎来失败。比如，一位来访者刚说"没有人真的爱我"，你就开始纠正他这种信念，会得到什么样的结果呢？来访者很可能觉得你根本不能理解他的痛苦。

在我看来，治疗过程开始前，一定要将自动想法和信念区分开。信念是跨情境的、概括性的，是价值判断，可以解释一个人在许多事件中的想法和发生在这个人身上的许多事件，而自动想法则是人对特定情境和事件的评价、解释，是具体的。

比如一个女孩发现男朋友在她下班时没给她打电话，也没来接她，突然想"他是不是不喜欢我了"，就是在特定时间对具体事件的具体看法。但她可能会继续想"没有人会喜欢我"，这就是她的信念，是一个概括性的看法。

第3讲
行为治疗基本原理

行为主义心理学是行为治疗的基础，它的创始人是约翰·华生。行为主义心理学理论出现于 20 世纪 20 年代前，与精神分析同属于心理学第二思潮。

与现在有诸多研究证据证实的精神分析理论不同，早期的精神分析是从弗洛伊德的临床经验里发展出来的，缺少实验研究证据，在很长一段时间里，精神分析的科学性一直存在争议。行为主义心理学则非常重视实验数据。研究人员会做很多动物实验，让行为主义心理学所包含的理论、治疗技术尽量以实验心理学的研究为基础。为了避免所谓的"主观性"，早期的行为主义心理学强调关注外显行为，这也导致其后来的发展在情感、思维等方面碰到困难。

我们在第 1 讲中强调想法、情绪、生理反应、行为、环境是相互联系的，就是希望大家不要将认知、行为、情绪等分开。

行为治疗主要依据行为主义心理学的两个原理：一是经典条件反射（经典条件化），二是操作性条件反射（操作性条件化）。这两个原理非常重要，可以帮助我们理解很多精神障碍现象。

经典条件反射

▶ 巴甫洛夫的狗的实验

巴甫洛夫以狗为实验对象。在实验的过程中，他喂狗食物，狗就会分泌唾液，这样的过程是不需要其他任何条件的，狗的唾液分泌反应为"非条件反应（Unconditioned Response，UR）"，食物就是引发唾液分泌的"非条件刺激（Unconditioned Stimulus，US）"。但是若给狗一个与唾液分泌无关的刺激，比如节拍器响、锣响或者红灯亮等，狗是不会分泌唾液的，它只会产生警觉反应。我们把这样的刺激叫作"中性刺激（也被称为无关刺激，Neutral Stimulus，NS）"，这样的刺激和唾液分泌本来是没有关系的。

接下来，在每次给狗提供食物的十秒之前，都先让红灯亮。这样的刺激多次重复，狗会在没有食物、红灯亮的情况下分泌唾液。也就是说，当一个中性刺激和非条件刺激反复结合，中性刺激就会引起原来的非条件反应，与唾液分泌之间形成条件联系，转化为"条件刺激（Conditioned Stimulus，CS）"，而条件刺激引起的狗唾液分泌的反应就叫"条件反应（Conditioned Response，CR）"。非条件刺激越强烈，中性刺激越容易引发注意，条件反射越容易建立。

▶ 小阿尔伯特实验

巴甫洛夫的发现令美国的约翰·华生如获至宝，因为他发现这个条件反射过程可以帮助我们理解人的很多反应，比如情绪非常容易通过这样的条件反射过程和很多刺激建立条件联系。华生通过小阿尔伯特实验有力证明，过去一些被认为是人的本能的情绪反应，实际上是后天习得的。

小阿尔伯特九个月大时，第一次接受实验。他对华生放进实验室的狗、活泼的猴子、小白鼠、点燃的报纸等都没有任何恐惧，还会好奇地伸手触碰。两个月后，华生再次将小白鼠放在小阿尔伯特面前。小阿尔伯特想接触小白鼠时，华生就在小阿尔伯特身后突然敲击铁器。铁器发出刺耳的声音吓了十一个月大的小阿尔伯特一跳，他放弃摸小白鼠，大哭起来。几次之后，小白鼠一出来，小阿尔伯特就开始哭，开始做出明显的回避行为。

这个实验是反人道的，但20世纪20年代对实验的伦理规范还没有那么严格。现在进行人体实验要经过伦理委员会审查，"遵守法律、行政法规和国家有关规定，不得危害人体健康，不得违背伦理道德（《中华人民共和国民法典》）"，因此这样的实验是不可能被通过的。

条件反射发生时，我们需要区分什么刺激属于条件刺激，什么刺激属于非条件刺激。

一个人每天上下班都要经过一条隧道。有一天晚上他加班，下班的时候天已经黑了。他走在回家的路上，刚刚走进隧道，一个埋伏在那里的人突然冲到他身后，用砖拍了他的后脑勺，然后把他的包抢走了。他吓坏了，但伤得不严重，并不影响他第二天上班，但一想到又要经过那条隧道，他就非常紧张。

在引发他紧张情绪的过程中，隧道是条件刺激、中性刺激，还是非条件刺激？是条件刺激。

条件刺激如果没有经过条件化的过程，就是中性刺激，与反应是没有关系的。比如在巴甫洛夫的实验中，红灯亮和唾液分泌本来是没有关系的，红灯亮反复和非条件刺激相结合，才与唾液分泌建立了条件联系。例子中的隧道和人的紧张本来是没有关系的，如果他在离隧道一千米远的地方被抢劫，那么他就不会想到要经过隧道时紧张。隧道和非条件刺激相结合，才和他的紧张建立了条件联系。所以隧道在抢包事件发生前，对这个人而言是中性刺激，与非条件刺激结合后，变为条件刺激。

相对于紧张而言，非条件刺激是什么？砖、被抢劫、被打、劫匪等令这个人感到恐惧的因素，都是非条件刺激。

理解了经典条件反射①，就能大体上理解临床上的恐惧症（恐怖症）。恐惧症尤其是那些特定恐怖症，大部分都是通过条件反射发展出来的。一些人怕血液、怕老鼠，就是因为他们的恐惧和血液、老鼠建立了条件联系。

如果孩子在社交场合中的表现经常不被父母认可，常因此受到父母的批评、指责，在学校里发言时，也常被同学贬低、嘲笑，那么他长大后一旦进入社交场合，就可能会不自主地紧张、焦虑、害怕。指责、批评、辱骂对大多数人来说都是非条件刺激。当这些非条件刺激与社交场合结合时，社交场合就从中性刺激转化为条件刺激，与紧张、焦虑、害怕等情绪建立条件联系。

当然，不是所有恐惧都是通过经典条件反射这种直接学习方式②建立起来的，有些是通过间接学习方式③建立起来的。

▶ 分化和泛化

条件作用中有分化、泛化两种现象。

个体对不同性质的条件刺激物做出不同反应的过程，被称为分化。某种特定条件刺激反应形成后，与之类似的其他刺激也能引起同样的条件反应的现象，被称为泛化。

---

① 指一个中性刺激和一个非条件刺激多次结合，使该中性刺激单独出现时，也能引发非条件刺激所引发的反应。
② 指亲身参加变革现实的实验获得知识。
③ 指从书本或别人那里获得知识。

比如，一个小孩本来是非常喜欢狗的，他看到什么品种的狗都很开心，都不害怕。但是有一天，他被哈巴狗咬了一口之后，看到哈巴狗就害怕，但是看到其他品种的狗依然不怕，这就是分化现象。但是如果这个小孩很不幸，没过几天又被京巴狗咬了一口，又过些天被沙皮狗咬了一口，他可能见到所有品种的狗都害怕了，这就是泛化现象。（举这个例子是为了方便大家理解，并非说这些品种的狗都咬人。）越小的孩子承受焦虑的能力越差，认知能力越差，越容易出现泛化现象。

恐惧症主要包含三大类：特定恐怖症、社交焦虑障碍（社交恐惧症）、广场恐怖症。

特定恐怖症一般不泛化，比如说有的人怕血液，有的人怕飞机，他们是不会将这种恐惧泛化到其他事物上的。特定恐怖症患者实际上是非常普遍的，但是很少有人因为特定恐怖症来寻求治疗，因为患者对某种事物的恐惧不泛化就意味着病症对其社会功能影响不大，所以很多患者宁可选择回避让他们感到害怕的事物，比如不献血、不乘飞机等。

社交恐惧症患者的泛化就比较明显，有的男孩开始面对女孩时很焦虑，不知道该怎么讲话，后来他的病症可能发展为见到自己的家人都很紧张。

泛化越严重对一个人的社会功能影响越大。一些强迫症患者最初只是害怕被传染上一些病症，所以比较注意个人卫生，后来会发展为不敢去理发店、宾馆等地方。

▶ 消退

◎ 原理

经过训练，巴甫洛夫的狗看到红灯亮后就流口水。接下来，每次红灯亮后，狗的面前不再有食物，狗的唾液分泌量就会越来越少，直到不再分泌唾液。在行为主义理论中，这样的现象被称为消退。也就是说，当一个个体暴露在条件刺激前时，如果非条件刺激不出现，已经建立的条件联系就会逐渐减弱直至消失。

◎ 暴露治疗

很多治疗技术都涉及消退原理，暴露治疗就是其中之一。我们还以前文那个人在隧道中被抢劫，而后一想到要经过隧道就紧张为例。从短期看，能最快速地帮助他缓解紧张情绪的方法是绕道而行。他避开隧道，就不紧张了。但是从长期来看，绕道就是回避，回避就意味着不让自己暴露在条件刺激前，剥夺了自己消退的机会。如果他能硬着头皮走过隧道，而抢劫没有发生，几天之后，他的紧张程度就会逐步减轻。

如果他找人陪自己，或者乘车经过隧道，那就改变了条件刺激的性质。有一天他需要独自经过隧道时，他依然会感到紧张。进行暴露治疗就是让接受治疗的人暴露在让他们产生负面情绪的条件刺激前。

进行暴露治疗时一定要保证让中性刺激转化为条件刺激的非条件刺激不出现。比如让在隧道中被抢劫过的人缓解紧张情绪，就要保证他的安全，否则就可能强化他对隧道的恐惧。

▶反条件化

◎ **原理**

从小阿尔伯特实验中，我们可以看出，对于小阿尔伯特来说，动物是条件刺激。

我们假设有一个小孩，对他来说，蛇是令他害怕的条件刺激，而冰激凌是令他愉快、放松的非条件刺激，那么在小孩吃冰激凌时把蛇拿出来，反复这个过程，小孩就不怕蛇了（见图1-2）。

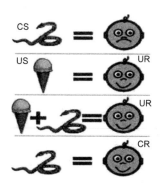

图1-2 反条件化过程图

但如果我们用成人代替小孩，实验结果就可能不是这样了。可能一吨冰激凌也没有办法抑制蛇这个条件刺激给成人带来的紧张感。如果一个害怕蛇的成年人每次吃冰激凌的时候都能看到蛇，那么他可能就要对冰激凌感到恐惧了。

所以反条件化的前提是，条件刺激要结合能够带来愉快放松的非条件刺激，且非条件刺激要能足以抑制由条件刺激带来的紧张、恐惧等情绪。

◎ **系统脱敏治疗**

反条件化是系统脱敏治疗的原理，需要对患者进行渐进性的肌肉放松训练，划分引起患者焦虑的实景和想象的等级，然后通过放松训练来帮助患者脱敏。

操作性条件反射

操作性条件反射有两位主要代表人物，一位是桑代克，一位是斯金纳。在本书中，我们主要介绍斯金纳的原理。

操作性条件反射的原理主要包括强化、惩罚、消退。强化分正性强化和负性强化，惩罚也分为正性惩罚和负性惩罚。凡是谈到强化，就是在描述行为增加，而谈到惩罚，就是在描述行为减少。不要误认为正性强化是描述行为增加的，负性强化是描述行为减少的。此外，消退也是描述行为减少的。

▶ 强化

我们不仅需要重视患者的病因，更要重视维持和加重患者问题的原因。操作性条件反射中强化的过程往往分三步：第一，行为发生；第二，刺激出现；第三，行为增加。

◎ 正性强化

我们以一个小孩按开关的例子对操作性条件反射中的正性强化进行解释。

第一，行为发生。

一个小孩突然注意到墙壁上有一个灯的开关，他出于好奇，按了一下开关。

第二，刺激出现。

他发现灯亮了。

第三，行为增加。

看到灯忽然亮了，小孩就一直按开关，灯亮了，把灯关上；灯不亮了，把灯打开。

行为主义心理学不通过小孩的内在动机来解释他的行为，而是通过外在刺激来解释这样的过程。当按下开关时，灯亮这个刺激出现，导致他按开关的行为增加了。换句话说，如果小孩按开关时，灯没亮，他按开关的行为不会再增加。

正性强化现象出现意味着一种行为会被这种行为带来的积极刺激强化。事实上，正性强化在日常生活中非常常见。

比如，幼儿园老师和小朋友们做完游戏后，一个小朋友帮助老师收拾桌椅。这时，老师对他说："小朋友，你表现得很好，老师要奖励你。"然后，老师就在他脑门上贴了一个五角星。

因为老师的奖励，第二天游戏结束后小朋友又主动帮助老师收拾桌椅，那么正性强化就发生了。

在行为主义心理学家的眼里，很多人学习成绩很好或有成就，都是因为正性强化。比如孩子努力学习，获得了好成绩，老师或父母给他奖励，他就更加努力地学习，这个过程就是正性强化。

从正性强化的角度，也可以对"近朱者赤，近墨者黑"做出解释。如果孩子常和品行好的人交往，好的行为受到他们的尊重、敬佩，孩子的好品行就会逐渐增加；如果孩子得不到家长的关注，在和品行不好的人交往时，不良行为受到了他们的赞赏、关注，孩子的不良品行就会逐渐增加。

从这个例子中，我们可以看出，我们所说的正性强化中的"正性"并不是价值、伦理或道德角度的，只代表刺激的类型和强化方式。

◎ 负性强化

个体做出某种行为，消除了消极刺激或使消极刺激的刺激强度降低，从而导致这种行为出现的频率增加的过程，被称为负性强化。

比如说冬天天气冷了，我们会穿保暖的衣服。穿保暖的衣服这种行为伴随着寒冷这种负面刺激消除，是被负性强化的；在下雨天打伞，会让我们不被淋湿，所以这种行为就会被负性强化。

在临床中，比如有个人在一次头痛时，吃了止痛药，随后他的痛感降低或消除，之后这个人用吃止痛药来减缓头疼的次数越来越多，这就是负性强化。同样的，常用安眠药来减缓焦虑、失眠也可能是因为这一行为受到了负性强化。

◎ 强化物

能够带来强化刺激的事物被称为强化物，我们把强化物分成首要的和次级的两类。首要强化物主要跟生存有关，比如空气、水、食物，包括婴儿吃的母乳等。随着人的成长，会有很多次级强化物从首要强化物中衍生出来。事实上，强化物不仅可以是物，对很多人来说，关系就是一种非常重要的强化物，很多父母可能会喜欢用物质来强化孩子的行为，但是他们忽略了关系的重要性。良好的关系，或者一个微笑、一个点头都可能成为强化物。

▶ 惩罚

惩罚的过程包括三步：一是具体行为发生，二是刺激出现，三是行为减少或者行为发生的可能性减少。需要强调的是，承受刺激的人的行为或者行为发生的可能性确实减少了，我们才能将刺激称为惩罚。

◎ 正性惩罚

正性惩罚是指行为发生后，呈现某项消极刺激，使行为减少的过程。

比如孩子到家后，常常不换上拖鞋就在家里走来走去。妈妈每次发现后都要求孩子将家里所有房间的地拖一遍，之后，孩子不换上拖鞋就在家里走来走去的情况少了，这个过程就叫正性惩罚。

◎ **负性惩罚**

负性惩罚是指行为发生后，消除愉快刺激或使愉快刺激的强度降低，使行为减少的过程。

比如孩子经常咬指甲，家长告诉孩子，咬指甲一次，就一周不能吃冰激凌或者打游戏，之后孩子咬指甲的次数减少，家长的做法就叫负性惩罚。

以前，许多父母相信"棍棒底下出孝子""三天不打上房揭瓦"。但如今，越来越多的人不认同使用暴力教育孩子，一些父母开始使用负性惩罚。但不管是正性惩罚还是负性惩罚，都可能导致被惩罚的对象产生消极情绪。一些父母常打孩子，会让孩子觉得自己承受了莫名其妙或不可预测的脾气和暴力，还意味着给孩子做攻击示范。

有时在生活中，应用惩罚是必要的，惩罚可以帮助一些人明确自己的行为界限。但惩罚和暴力、虐待不同。惩罚要有的放矢，要告诉对方，惩罚针对的是哪个行为，目的是什么。

过去临床上使用的厌恶治疗就与惩罚原理相关，电影《发条橙》(*A Clockwork Orange*)就对厌恶治疗有所呈现，但现在我们已经很少应用这种治疗方法了。

▶消退

操作性条件反射的消退和经典条件反射的消退不太一样。

强化行为的那些刺激不再出现，消退就会出现。过分依赖外在强化物，消退就容易出现。比如孩子每帮忙做家务一次，你就给他一块巧克力。如果孩子只对巧克力感兴趣，那么你不再奖励孩子巧克力时，他就不帮忙做家务了，这就是消退。

但是这样的行为主义理论也是有局限的，它过分强调外在强化物，忽略了行为的出现也可能受其他动机驱使。

▶用操作性条件反射理论解释网络成瘾

大家在网络上花费时间都是因为网络游戏、社交软件等很吸引人，可以给人带来快乐、奖励等刺激。很少有人会对不好玩的游戏上瘾。所以网络成瘾形成的原因之一就是上网行为被正性强化。但是一般只是被正性强化的上网行为，不会带来网络成瘾，不是什么大问题，仅仅是我们快乐的一部分。旅游、看书、运动也会给我们带来愉快的刺激，这些行为也会被正性强化。

网络成瘾形成的原因，主要是上网行为的负性强化。当一个人不知道如何处理自己在学习、工作中遇到的困境或交往困难，比如遇到家庭关系问题、同学矛盾、失恋、学习问题，通过上网缓解或者消除自己的痛苦，尤其是情绪上的痛苦时，上网行为就被负性强化了。上网让他的痛苦、焦虑、抑郁减轻，他发现只要不上网，回到自己的学习、工作、生活中去，痛苦、焦虑、抑郁的情绪就又回来了，那么他就会再用这样的行为缓解自己的情绪。久而久之，这种行为就可能成为他对付情绪问题的唯一方式。

网络成瘾的人往往是低自尊的人，他们没有能力或者不能主动寻求帮助。我们常能听说某些孩子躲在网吧里不出来，就是因为他们回避现实问题，逃到了虚拟世界中，才不会那么痛苦。

惩罚治疗对于治疗这些孩子的网络成瘾症状可能是有效的，会让他们上网的行为减少，不敢去打游戏了。但是那些真正给他们带来痛苦的原因并不能够通过惩罚解决。不上网，他们也需要通过其他方式来缓解自己的负面情绪，那些方式可能依然不是建设性的。而且在没有和他们建立良好的关系时，采用惩罚治疗，往往会给双方的情绪都带来伤害。

双因素模式

双因素模式中的双因素指的是经典条件反射和操作性条件反射。

经典条件反射理论帮助我们理解恐惧、焦虑等情绪是如何与特定条件刺激建立联系的。

中性刺激被条件化，转化为条件刺激，就与我们的情绪建立了联系。前文案例中的那个人在隧道中被抢劫了，所以他的紧张、恐惧就和隧道建立了条件联系。抢劫一类的非条件刺激会引起人非常强烈的情绪，隧道这个中性刺激又非常容易引起人的注意，所以隧道这个中性刺激和抢劫这类非条件刺激结合一次，就可以与人的情绪建立条件联系。

操作性条件反射理论，尤其负性强化理论，帮助我们理解患者功能失调的行为应对模式是如何被不断强化，不断加重的。

来访者是怎么处理消极情绪的，对我们理解来访者的问题为什么会持续或加重很重要。很多来访者面对令自己产生消极情绪的条件刺激时，会选择看起来最快、最有效的回避行为。但是我们知道，回避就意味着不让条件刺激出现，放弃让自己暴露的机会，也就等于放弃了消退的机会，消极情绪就可能被维持，被泛化，回避行为也可能会被负性强化。

回避行为被负性强化是很多患者的症状维持和加重的一个重要原因，是恐惧症的症状之一、诊断标准之一。回避行为被负性强化，出现的频率越来越高之后，就很可能没有机会消退。很多来访者的病症变成慢性的，很难治愈，可能就是因为他们的回避行为越来越多。一些社交焦虑障碍患者逃避或者回避社交场合，他们对社交场合的焦虑情绪就可能越来越严重。

事实上，很多焦虑对我们而言都有非常重要的现实意义。

第 4 讲
认知行为治疗评估

准确和全面的评估是认知行为治疗
有效干预的关键

▶评估阶段要清晰

一般情况下，我会很清楚地告诉来访者，我可能需要三到四次的访谈（一次访谈时间为 50 分钟）来尝试了解你的问题，并做出评估。如果你不向来访者说明这一点，来访者可能认为从第一次访谈开始，干预治疗就正式开始了，或者当你告诉他，他可能不适合认知行为治疗时，他可能会感觉自己被抛弃。

评估阶段工作做得充分，一是为了准确做出诊断，二是为了完成案例概念化。

▶评估时要考虑多种因素

在心理治疗中，评估非常重要。我发现很多治疗师在评估阶段做得不到位。在综合医学中，医生在诊断患者的身体疾病时，会先收集患者的疾病信息，在问诊上下很大功夫，然后确定患者的疾病类型、病因和发病机制。在做出诊断后，医生才会告诉患者需要用什么药物治疗，需要治疗多长时间，病情可能会怎么发展。比如，通过转移性右下腹痛等病理变化，医生确定患者患上阑尾炎，需要开刀治疗等。

而大部分心理疾病的病因不像身体疾病的生物学病因那么明确。导致心理疾病出现的因素是非常复杂的。比如抑郁障碍出现的原因可能不仅包括心理问题，还包括生物学问题。因此，运用 5- 羟色胺等对抑郁障碍进行药物治疗也很普遍。

个人的心理往往涉及个人的人格发展。一些人的思考模式中存在认知歪曲，他们会用绝对化的方式思考，这样的人身上就存在一些容易导致他们患上抑郁障碍的危险因素。一旦遇到挫折，他们绝对化的思考方式就可能会被激活，情绪就可能低落，抑郁情绪就可能被维持和加重。

此外，个人的心理也与社会环境相关。近年来，全球范围内精神分裂症的终生患病率一直在 1% 左右，但我们都能感觉到，我们身边抑郁、焦虑的人好像越来越多了。这与社会环境变化、人们的心理压力增加有关。

由于导致心理问题的因素可能有多个，所以进行认知行为治疗前，要进行认知行为治疗评估。

患者在评估阶段需要做的作业主要是完成"功能失调性想法记录表（Dysfunctional Thoughts Record，DTR）"，让患者每天记录自己的想法，注意自己有什么消极情绪，以及出现这些情绪时发生了什么事件，等等。

▶ 评估是完成案例概念化的基础

在进行初始访谈，收集核心信息后，我们需要完成"案例假设（Case Formulation）"，在认知行为治疗中，我们称其为认知行为治疗的案例概念化（case conceptualization，详见第5讲），也就是用认知行为治疗理论呈现我们对案例的理解。这就意味着，在进行评估时，我们不能仅做出一个诊断，还需要识别案例中规律性的核心因素，比如引发问题产生的因素，维持和加重问题的因素，等等，并将它们提炼出来。

我们进行评估，形成案例概念化，不仅是为了分析患者的心理状况，理解患者的问题，更是为了发展出有效的治疗计划。比如要采用什么样的治疗技术，对患者的哪一方面进行干预，在治疗的哪一个环节上进行干预等。

我注意到，很多初学者在还没有做好评估、形成合理的案例概念化时，就开始对患者进行治疗了。

我曾经督导过这样一个案例。

一位30多岁的男性一进入公共厕所，尤其是那种小便池之间没有隔板的公共厕所，就会很紧张。他总是希望自己快点排泄出来，但是他越这样想就越紧张。他总觉得旁边的人在看着他，会认为他很怪。

接手这个案例的治疗师从来没见过或听说过这样的情况，他不能理解这位男性的问题到底出在哪里。

他最开始先做了评估，在收集很多信息后，发现这位男性跟他的父母关系不好，就开始着手去处理来访者和他父母的关系。

经过几次干预以后，来访者和他父母的关系的确改善了，但是他在公共厕所里无法小便的问题依然没有得到解决。在我看来，这位治疗师显然干预了一个不太关键的因素。

我建议，大家不管是在评估阶段、案例概念化阶段，还是在治疗阶段碰到困难时，都不要绕过去，我们遇到的困难正是我们要提高的地方。

在评估和案例概念化阶段，大家一定要尝试形成对案例的理解。如果自己无法完成，可以尝试与同事、老师讨论，或者找他们督导，切记要在完成案例概念化后，再开展治疗。

建议初学者对自己"仁慈"一点，给来访者做评估时给自己足够的时间。我发现一些治疗师和来访者谈一会儿就算评估结束了，事实上，我做评估一般要花两三个小时。通常情况下，我要用1~2个小时了解患者目前的问题、精神状态，以及对其进行治疗有没有风险等；用1个小时左右了解患者过去是否存在问题，存在什么样的问题，问题有没有维持和发展，以及是怎样维持和发展的。此外，我还要了解他的早年经历及所处的社会环境等，这些对我理解他的信念发展很重要。有的来访者患有强迫症，追求完美；有的来访者患有抑郁障碍，情绪低落、思维迟缓，回答问题的时间可能会比较长。大家在做评估时要根据来访者的状况，给自己留下足够的弹性时间。

访谈结构

在做评估时，大家可以参考以下访谈结构，灵活运用，适当调整。

（1）鼓励来访者简要描述当前的主要问题。

比如，对来访者说："能不能向我介绍一下你的情况，你碰到了什么困难，对什么事情感到不舒服、烦恼或者痛苦？"这是一个开放式的问题，我一般会给来访者 10~15 分钟，让他们自己发挥。

（2）使用五因素模式让问题具体化。

表述笼统、抽象是很多来访者病理性的一部分。例如抑郁障碍患者往往会将事情描述得笼统、抽象、概括性很强，但要想找到问题的解决办法，就要知道事件的具体情况。这也是心理咨询的原则之一——具体化。只有将问题具体化，才能找到解决问题的办法。

在与来访者交谈，并将问题具体化的过程中，尽量使用患者的语言，不要使用术语。

（3）询问其他触发情境或刺激。

了解患者的恶性循环模式如何影响患者在生活中其他领域的应对模式。

（4）了解心理问题发作史与发展情况，以及药物使用情况。

比如心理疾病的病程有多长；会在什么情况下发病；发病时患者会有什么表现；发展趋势如何；过去的求助经历是什么样的；接受的是心理治疗，还是药物治疗；既往使用药物的情况如何；以前接受的治疗对患者是否有帮助；是否接受过认知行为治疗；是否有效果；如果没有效果，原因是什么；等等。需要注意的是，有些来访者的心理问题来源于对一些药物的依赖。

（5）了解早年经历。

这一点对我们了解来访者的信念发展很重要。比如来访者与父母、兄弟姐妹的关系，家庭气氛，兴趣爱好的发展，其童年时期的重要丧失，上学期间和老师的关系，工作期间的经历，等等。

除了了解来访者的父母、兄弟姐妹，以及父母抚养他的过程外，我们还要了解来访者在重要发展节点上的状态。比如他是否适应某一阶段的学校生活、工作或者家庭中的变化。

我曾经接诊过一名很优秀的大学生，他有很强烈的自杀倾向。通过和他交流，我发现那段时间他给自己的压力太大。他参与了很多项研究，给自己设定了很高的目标。当他发现自己应付不了时，开始感觉到紧张、头痛、失眠，无法看书、学习，继而抑郁、焦虑。

后来我了解到，从他小时候起，他爸爸就酗酒，情绪反复无常，对他非常严厉，经常打他。其实他小时候就有过自杀倾向，因为他觉得不管自己怎么努力，都无法让爸爸满意，且自己不好才导致父母关系不好，常常起冲突。父母离婚后，他感觉别人都看不起自己。

我问他："你这么努力，参与这么多项研究，就证明你已经非常优秀了。是什么让你有动力做这么多事情，对自己有这么高的要求呢？"他立刻回答："我只有做到最好，才能证明我是个强者，别人才不会看不起我。"这是他的功能丧失性信念，维护了他的自尊，掩藏了他的自卑，但也导致了他交不到朋友。

人和人之间靠近常常是通过暴露脆弱和痛苦实现的，但他总是展示自己很强的一面，总是和他人处于竞争性的关系中，他人自然无法与他建立亲密关系。这样的学生越优秀，就越会给自己设定比较高的目标，等到有一天，他们发现自己无法达成目标时，就可能出现强烈的负面情绪。对他们来说，碰到瓶颈或许是他们真正理解自己以及自己的情绪问题的机会。有这种信念的学生不少见，你了解他们的早年经历，就能理解他们的信念和行为模式是如何建立起来的，他们的信念对他们有什么帮助和不利的影响，为什么会让他们产生某些自动想法。

当然，如果能够接触到来访者的家属、朋友，也能获得更多的信息。

（6）精神状态检查。

精神状态检查往往涉及感知、情绪、思维、行为等几大方面，包括检查来访者的情绪、注意力、记忆力、精力和活动水平、胃口、睡眠、自伤或自杀的想法和行为，以及伤害他人的想法等。特别要注意患者伤害自己或他人的想法、行为。抑郁情绪（尤其抑郁不是患者首要问题时），以及有精神病或痴呆的状态提示等。对每一方面的记录要具体，应包括问题出现的频率、严重程度、持续时间等。

（7）与患者讨论认知行为治疗是否适合应对患者当前的问题。

询问患者是否还有未表达的问题或情况，向患者解释治疗师根据认知行为治疗模式对患者问题的理解，与患者讨论认知行为治疗能在多大程度上帮助患者。

利用五因素模式，将当前的问题具体化

曾经有一位治疗师问来访者："你遇到了什么问题？"

来访者说："我们夫妻关系不好。"

治疗师又问："这种情况持续多长时间了？"

来访者说："从结婚开始，一直到现在。"

治疗师接着问他："为什么说你们的关系不好？"

来访者说："我们经常吵架。"

然后，治疗师没有继续问他们为了什么事情吵架，而是说："你父母知道这个情况吗？"

来访者说："我为什么要告诉他们，他们知道了，也解决不了问题。"

治疗师接着问："那你跟你的朋友说过吗？"

来访者说："我没跟他们说过。"

一次咨询马上就要结束了，治疗师总要干预点什么，便对来访者说："我还是建议你们回去继续沟通，要好好沟通。"

来访者说："我们一直在沟通，但越沟通越糟。"

治疗师不知道该怎么办了，就说："我建议你们回去推心置腹地沟通一下。"

在我看来，治疗师不能提出具体的、有帮助性的干预方式，往往是因为没有将问题具体化，不够了解引发问题并让问题维持、发展的关键因素。

比如，某个人说自己的情绪问题来源于夫妻关系不好，你就可以问他："最近你们有没有吵过架？"如果他说："吵过。"你就可以接着问："那你能够描述一下你们吵架是因为什么，你们吵架时发生了什么吗？"如果某个人惊恐发作，你就可以问他：“最近一次惊恐发作是什么时候，能不能描述一下当时发生了什么？”详细地了解患者遇到的具体事件，以及对具体事件的想法、情绪、生理反应、应对行为。

再比如，我们前文提到的那位在公共厕所无法小便的人来访时，你就可以问他：“你最近有没有碰到过这种情况？”他可能说：“有，昨天我去公司里的厕所前看过时间，本以为那个时候厕所的人可能会比较少。没想到我刚站在那里想要小便，忽然进来一个人站在我身边，我就很紧张。”然后，你就可以接着问他：“你无法小便的时候，脑子里有什么想法？你在担心什么？”他可能说：“我在想，别人肯定认为我很怪，站那么长时间肯定是因为有什么病。”他站着的时间其实一点都不长，而且其实也没有人会注意他，是他过分关注自己才会产生这样的想法。接下来，你可以继续问他：“你感到非常紧张之后都是怎么做的？”他可能说：“我赶快离开了。”这是他为了缓解当时的焦虑做出的应对行为。只有多收集一些信息，才能发觉他看问题的方式和应对问题的行为有没有规律性，有没有一贯的行为模式，才能更好地针对基本治疗目标做案例假设。

问清楚来访者在特定事件发生时是怎么反应的、怎么应对的，可以帮助我们理解他的问题是怎么维持的、怎么加重的。五因素模式可以帮助我们了解在特定时间或者特定环境中，来访者有什么想法、情绪、生理反应、应对行为，又能作为我们将评估具体化的参考框架，是一个非常好的评估工具。

▶ 识别触发刺激

重视触发刺激或生活事件。我们要寻找的不是导致患者产生某些信念的创伤事件，而是在特定情境中产生某种特定感受的触发事件。这些触发事件可以是一些外在事件，比如说被领导批评，考试没考好；也可以是一些内在事件，比如突然感到心慌。

了解当事人如何解释触发事件，赋予触发事件的意义是什么很关键。一个人说自己有一点心慌是因为前一天晚上睡得太晚，就是一种比较符合客观情况的说法；但若他马上想到自己是不是得心脏病了，我们就要考虑他有没有患上疾病焦虑障碍的可能。

▶ 识别来访者的情绪

来访者如果想从心理治疗中获得帮助，就要具备一些辨识自己情绪的能力。这是一种象征化能力，也是心理发展成熟的标志，小孩往往缺少这种能力。一些来访者在这方面的能力非常有限，这往往意味着他们从心理治疗中获得帮助比较困难，但这并不代表心理治疗对他们是无效的。很多有躯体化症状的来访者缺少用言语描述自己情感、情绪的能力，他们需要通过接受身体治疗、舞动治疗、艺术治疗发展出这样的能力。

治疗师在访谈的过程中要注意情绪和想法的区别。比如，你问："你的好朋友和你吵架的时候，你的情绪是什么样的？"
她说："她怎么可以这样对待我呢！"她表达的就是想法，而非情绪。

在来访者没有识别情绪的经验或者习惯的情况下，治疗师要尝试引导来访者识别情绪。比如，来访者说："我上周的情绪糟透了。"治疗师知道"糟透了"不是一种情绪，只是对情绪的一种描述，就要问他："你能不能告诉我，你说的'糟透了'具体指的是什么情绪？是焦虑，是悲伤，是愤怒，还是其他的情绪？"

对于一些来访者而言，表达情绪是痛苦的。他们本能地抗拒谈论自己的情绪或感受，甚至不愿意回忆。所以有的时候治疗师需要跟来访者说："也许我接下来想要了解的东西可能会让你不舒服，甚至会让你有些痛苦，但是了解你的情绪和感受对我理解你的问题，进而有效地帮助你非常重要。当然，如果你确实不能承受可以告诉我，我们看看是不是能找到其他的办法。"

遇到这样的来访者时，我会给他们打一个比方："如果你腹痛，医生就会通过按压来初步确定腹痛的原因。虽然按压时患者会感受到一点痛苦，但这也是患者必须要承受的。其实医生会在检查的过程中，让你尽可能少地感受到痛苦。"

有些患者总是害怕面对，喜欢回避，这是可以理解的。但很多正在学习认知行为治疗的治疗师太害怕伤害来访者，他们可能回避了自己害怕的情绪，也可能低估了来访者承受情绪的能力。如果治疗师和来访者能够建立良好的治疗关系，来访者能够理解治疗师的动机是帮助自己，那么在很多情况下，他们的情绪承受能力并不会那么差。

▶ 识别来访者的生理反应

治疗师也需要注意区分情绪和生理反应。

比如，我问一位女士："当你丈夫打你的时候，你有没有注意到自己有什么生理上的反应？"

她说："我很愤怒。"

这是情绪，不是生理反应。比如心慌、手抖、头晕等才是生理反应。

▶ 识别来访者的想法和信念

在我们对来访者的体验了解得还不够多时，我们可能找不到问题出在哪里，这时我们可以通过以下三个方面入手探寻。

◎ 强烈的情绪体验通常伴随滚烫的想法

大脑每天不停地运转，我们每天都会有无数个想法，我们需要识别出的是"滚烫的想法（hot thought）"，这样的想法和我们强烈的情绪体验有关。所以，我们可以给来访者的建议是：当你注意到你有强烈的情绪或者有明显的情绪变化，尤其是痛苦的情绪出现时，你可以留心头脑里的思维活动，尝试觉察自己有什么想法，比如你怎么看待让你有这种情绪体验的事情，你赋予这件事情什么意义。"

这个让来访者觉察自己思维活动的练习，其实就是一种正念训练（mindfulness training）。

◎ **反复行为模式中包含的生活规则**

如果来访者应对某件事情时会做出回避行为，我们就可以了解他在日常生活中遇到其他事情时是如何应对的，是否也有紧张、害怕、焦虑等情绪。如果我们发现他在应对其他事情时也会做出习惯性的回避行为，就说明他有一种反复的行为模式，也就是他有一种较稳定的生活规则。

我在临床上碰到过这样一些人。他们的时间紧迫感非常强，不允许自己休息，也不允许自己有任何享乐时间。有一位来访者跟他的同门一起去 KTV 时，别人可以唱得很开心，很忘我，他却会产生内疚感，很焦虑，觉得自己在浪费时间。

这种总是把自己填得满满的，必须时刻努力的状态背后有一种信念，一种生活规则，那就是："我必须时刻努力着，才能不被别人超过或不被别人落下。"有这种信念的人心中都有一些"应该""必须""只有"。

◎ **生活经历中包含的核心信念**

我们还可以结合来访者的生活经历，找出他的核心信念是什么。

比如，我们问来访者："你的成绩被别人超越，你发现自己不是最优秀的时，你想的是什么？"

他可能说："我不是第一名，就拿不到最高的奖学金了。"

然后，我们可以问他："你不是第一名，没有拿到最高奖学金，对你来说意味着什么？"

他可能会说："对我来说，这是一次很大的失败。"

我们可以继续问他："这一次失败对你来说意味着什么？"

他可能会说："我是个无能的人。"

这是一种发现来访者核心信念的方法——"箭头向下法"。

▶ 识别行为应对模式

每一种精神障碍都有对应的特征性行为应对模式。

有些强迫症患者会通过寻求保证缓解焦虑。比如，有的强迫症患者问医生："我是不是得了艾滋病？"医生说"没有"之后，他还会问很多遍。即使他已经转身即将走出医生办公室，还要再回头问一句："医生，你能不能再说一遍？"这种寻求保证的方式能够短暂地缓解焦虑，但在更长的时间里，可能会维持和加重焦虑。

一些强迫症患者怕脏，会做出回避行为，看见垃圾桶就躲得远远的，担心自己被感染上疾病；在宾馆里不用马桶，甚至不敢住宾馆。

一些患有抑郁障碍的来访者也会做出回避行为，比如不出门，减少做愉快和有意义的活动，不想再做自己感兴趣的事情。当然，他们还可能做出自杀行为。

患有社交焦虑障碍的患者可能会做出"寻求安全行为 [①]"，比如要代表小组发言，就可能会过度准备，以缓解焦虑。但从长远来看，寻求安全行为会维持和加重他们的焦虑。识别患者隐匿的寻求安全行为，也是我们诊断的标准之一。

学会使用量表

建议大家学会在评估阶段使用各种量表，比如贝克忧郁量表（Beck Depression Inventory，BDI）就是很容易获取的，也可以很好地评估人的情绪状态。你甚至可以把量表打印出来，让来访者带回家，在每次来诊室之前，做好自己一周的情绪状态评估。几乎所有类型的精神障碍评估研究都发展出了比较成熟的量表，比如针对社交焦虑障碍的有利博维茨社交焦虑量表（Liebowitz Social Anxiety Scale，LSAS），针对强迫症的有耶鲁－布朗强迫量表（Yale-Brown Obsessive-Compulsive Scale，Y-BOCS），等等。

---

① 寻求安全行为和回避行为，都是来访者为了消除他们"认为"会出现的危险或威胁，并缓解他们的焦虑所做出的行为。两者的差别体现在：回避行为更明显、更具普遍性，而寻求安全行为更隐蔽、更灵活和个体化。

评估来访者的自我功能和社会功能

除了参考这些量表外，我个人也喜欢非结构性访谈。我们需要了解来访者的姓名、出生时间等基本信息，更需要了解来访者的工作、受教育状况、现在的家庭结构等当前状态，这是因为我们需要了解，来访者目前的问题对他的社会功能造成了多少影响。

我发现有些治疗师了解来访者的症状，但是不评估来访者的自我功能及来访者的症状对其社会功能的影响有多大。治疗师需要对问题的严重程度有所把握。如果来访者本身承受焦虑的能力就比较差，来访时已经不能上班了，就说明问题比较严重。

让目标具有"SMART"特征

了解并评估来访者的目标和设定目标是认知行为治疗师需要具备的技能。认知行为治疗师以目标为导向。

我们会问来访者："你希望我怎么帮助你？""你希望能做出什么样的改变？"

有些来访者的目标是非常主观的，比如"我就是希望我老公能回来"。这个目标肯定不是认知行为治疗师有把握能完成的，所以我们无法把它设定为治疗目标。

还有些来访者表述的目标既笼统又抽象，比如"我不想总是感到被拒绝""我想开心一点，我想让自己的情绪好一点，每天过得开开心心的"。这样的目标太抽象、太笼统，是我们无法评估、测量的。

为了避免目标宽泛，难以定义，难以实现，我们需要与患者达成一致，让目标具有"SMART"特征。

S 代表简单的、特定的（simple and specific）；M 代表可测量的（measurable），也就是说可以通过量表，或者记录再验证等方式衡量；A 代表同意的（agreed），也就是经过双方协议，达成一致的，需要双方共同努力的；R 代表现实的（realistic），也就是通过认知行为治疗能实现的；T 代表时间尺度（timescale），也就是目标要能在有限时间内完成。

如果有来访者说"我不想总是感到被拒绝"，我们就可以知道，他在人际关系方面遇到了困难，就可以对他说："我可以理解你，感到被拒绝是很痛苦的。但我还不了解是什么让你经常有这种感受，也许你可以告诉我，最近一次你感受到被拒绝是什么时候，当时发生了什么，你和谁互动的过程中的哪个因素给你带来了这种感受。"理解他最近一次被拒绝的感受，并通过一定的治疗过程减轻他对这件事情的消极感受，即是具体的、可实现的目标。

如果抑郁障碍患者说"我想开心一点，我想让自己的情绪好一点，每天过得开开心心的"，我们就需要将这样的目标具体化，让它变得可衡量。我们可以问他："你的哪些表现、行为能说明你的情绪好起来了，或者说你的情绪好起来时想做什么？"他可能会说："如果我的情绪好起来，我会想和朋友一起吃饭。"这一目标就是可以衡量的，可以作为短期目标。

设定治疗目标在认知行为治疗中非常重要。将治疗目标设定为来访者能够实现的短期目标，非常有助于让来访者恢复信心，进而建立良性循环。

第5讲
案例概念化

在认知行为治疗中，案例概念化又被称为案例的认知行为概念化。指的是通过跟来访者访谈，搜集一些核心信息，形成对来访者心理问题的概括性认识，理解问题是如何发生、发展的，并通过认知行为治疗理论形成对来访者问题的概念化假设。

治疗计划要在案例概念化的基础上制订。在我看来，案例概念化是治疗成败的关键，完成案例概念化后的治疗才不是盲目的，而是有方向的。如果我们将治疗理解为一场战役，案例概念化的过程就是我们为这场战役制订计划的过程。如果一个治疗师没有完成案例概念化就启动治疗，就相当于和敌人打接触战，但是不了解整个局势发生了什么变化。所以治疗师需要对案例有整体性的把握。

进行案例概念化的过程不仅是认知的过程，也是能力发展的过程。

来访者来寻求帮助时，可能并不清楚该怎么配合治疗师。如果治疗师足够幸运，会碰到表述问题条理清晰的来访者，能在一次访谈时间内，也就是50分钟内，把自己的问题说得非常清楚。但很多来访者做不到，他们说的话重点不突出，也没什么逻辑，这就增加了治疗师搜集信息的难度。

如果无法独立完成案例概念化，你可以咨询你的同事，或者寻求督导，同时自己也要多进行这方面的训练。

三个水平的案例概念化

▶ 整体性水平的案例概念化

整体性水平的案例概念化指的是对来访者和来访者的问题有整体性的理解，以解释来访者各个问题之间的联系。

比如，如果一位来访者告诉治疗师，她的情绪低落，和婆婆的关系不好，经常和孩子发生冲突，和同事的关系也一般，经常担心自己的身体状况，怕自己患上严重的疾病。那么，治疗师就要尝试理解她表达的这些问题之间有什么联系，这些问题是同一个核心问题的不同表现，还是来自不同的根源。

对这一点的解释和选择治疗目标密切相关。一个人如果真的患有严重的躯体疾病，比如患有癌症，刚刚做过手术，总担心癌细胞会转移，那么就很可能出现抑郁情绪，但总是处理不好人际关系，可能跟抑郁情绪没有直接关系。

明确哪几个"分枝"长在"同一棵树"上，才能合理地选择可实现的治疗目标。完成一个案例整体性水平的概念化，治疗师才能够比较完整地理解这个案例。

▶综合征水平的案例概念化

综合征水平的案例概念化指的是依据来访者的问题特征做出临床诊断，判断来访者是患有强迫症、抑郁障碍、社交焦虑障碍，还是其他病症。在本书的第二部分，我会着重给大家介绍各种精神障碍的发病机制和模式，以及每种精神障碍各种症状之间的相互关系。

▶情境水平的案例概念化

我们将案例情境水平的概念化称为案例的微概念化，指的是理解来访者在特定情境中的情绪、想法、生理反应、应对行为。

通过理解在特定情境中，来访者会做出什么样的反应，我们有机会了解他们习惯的认知模式中是否有认知歪曲，习惯的行为应对模式是不是功能失调的。

三个水平的案例概念化是有机相连的。将案例情境水平的概念化聚合在一起，就能形成案例综合征水平的概念化。案例综合征水平的概念化也会辅助治疗师形成对案例的整体性理解。

以任何一种理论为依托的治疗计划，都要在完成案例概念化之后制订，而且治疗要在治疗计划的指导下进行。当然，心理动力学心理治疗 [1] 的结构性可能没有认知行为治疗的结构性强，大家如果感兴趣，可以看一看《长程心理动力学心理治疗》，书中有一章也提到了案例概念化。

大多数情况下，案例概念化都不是在一次治疗时间内能完成的。随着治疗进程的推进，来访者向治疗师暴露的信息可能会越来越多。有时，治疗师获得新的信息后，要决定是否对之前的案例概念化进行修正、调整。有些来访者在没有信任治疗师之前，可能向治疗师隐瞒重大的创伤经历，而当他们信任治疗师，将重要的信息暴露给治疗师时，治疗师可能会修正甚至完全改变对其问题的理解。

曾经有位女性被诊断为抑郁障碍，对她进行的抑郁障碍治疗一直没有产生很好的效果。我对她进行了一段时间的认知行为治疗之后，她告诉我，她曾经被强奸过。这是一个创伤经历，联系她在其他事件中的反应，我发觉她患上的不是简单的抑郁障碍，而是有抑郁障碍症状的创伤后应激障碍（post-traumatic stress disorder，PTSD）。随后，我修改了这位女性的治疗计划，延长她接受暴露治疗的时间。

---

[1]　心理动力学心理治疗是在弗洛伊德学术和理论的影响下，逐渐形成的一种心理治疗势力、体系，以及各种改良的分析疗法，与精神分析理论密切相关。

进行案例概念化的过程

▶ 全面的问题清单

认知行为治疗通常是有时限、有结构、有目标的，在治疗开始之前，我们需要明确问题清单，并以此为基础，进行案例概念化，制订治疗计划。

正如看懂菜谱的人不一定能做出可口的饭菜，只看书的人也很难掌握认知行为治疗。整合认知和行为在治疗中的关系要靠很多次实践。列出全面的问题清单，和来访者一起讨论哪个问题是他迫切希望解决的，哪个问题是比较容易解决的，尤其要明确哪个问题解决后能最大程度给他的情绪带来帮助。一般情况下，患者遇到的问题基本是职业发展、学习状况、人际关系、经济状况、心理状况、娱乐生活等方面的。

全面的问题清单对帮助治疗师把握来访者的问题和各种问题之间的因果关系、提出工作假设非常重要。找出让来访者出现问题的潜在机制是什么，这与治疗目标设定的联系是很紧密的。在设定问题清单时需注意：

第一，列问题清单需要来访者与治疗师合作完成。

在我看来，这是认知行为治疗的优点之一。很多来访者知道自己有很多问题，但他们从来都没有梳理过，也没有对这些问题进行认真思考，他们觉得这些问题都是无法解决的，很无助，也很焦虑。与来访者一起识别他们身上的问题，有利于他们加深对问题的理解。

一些来访者谈到某些方面的问题感到不舒服时，可能会不想继续表达。治疗师不能强迫来访者，但是由于认知行为治疗需要在一定时间内完成，治疗师往往需要坚持与来访者交谈。治疗师可以告诉来访者，表达出来，让治疗师了解来访者的状况，对帮助来访者非常重要。仅仅配合来访者最初的意愿，往往不能准确地把握来访者问题的严重程度和影响范围，会影响治疗目标的选择。

第二，减少滑向没有建设性领域的可能性。

很多治疗师在与来访者访谈的过程中，不能平衡好对问题理解的深度和广度，深入讨论来访者某一方面的问题，忽略其他方面的问题。

我们在前文提到过一位男性在厕所有其他人时无法小便的案例，那个案例中的治疗师就在没有做好评估及明确主要治疗目标的前提下，让治疗滑向了没有建设性的领域。

▶诊断

根据来访者的症状，与来访者讨论临床诊断。

好的、正确的诊断应该能够提示病因、发病机制、治疗方案和预后，但对精神障碍的诊断在这些方面远非理想，这也是进行心理治疗时，在诊断之外还需要进行案例概念化的原因之一。目前在临床上广泛使用的精神障碍分类和诊断标准是世界卫生组织的《国际疾病分类第十一次修订本》（ICD-11）和美国精神医学学会的《精神障碍诊断与统计手册（第五版）》（DSM-5）。

这两者的信度和效度都存在一定争议，目前的诊断系统存在很大不足，但诊断依然非常重要，而且对案例概念化非常有帮助。疾病或障碍的诊断有助于专业人员之间的交流，也有助于专业人员、患者、患者家属及相关人员之间的交流，患者、患者家属及相关人员有权利获得关于疾病或障碍的诊断信息。诊断有助于治疗师组织患者的精神病理学信息，包括疾病或障碍的起因、触发因素、维持和加重因素及治疗方案。尽管我国法律规定"精神障碍的诊断应当由精神科执业医师做出"，但这并不意味着心理咨询师和心理治疗师不需要学习和掌握各种精神障碍的临床表现及诊断标准。熟悉常见精神障碍的临床表现和诊断标准，并有能力做出正确的临床判断，应该是心理咨询师和心理治疗师的基本技能。

▶ 工作假设

工作假设是案例概念化的核心。建立工作假设，需要解释为什么在来访者生命的这个阶段，在某种情境中，他会出现问题。

比如，通过假设理解来访者为什么会持续性情绪低落，为什么他在上高中（上大学、工作、事业取得成就等）时出现问题，为什么大多数人都可以调节自己的情绪，而这位来访者不能，什么因素维持、加重他的负向情绪。

我们做工作假设的基本框架建立在阿伦·贝克理论的基础上，需要包括对核心信念、触发事件和问题起源的分析。

进行工作假设时，我们需要将普遍原理运用到分析特定个体上。在这一过程中，我们既要进行纵向分析，又要进行横向分析（见图1-3）。包括早年经历如何塑造人的核心信念，核心信念又如何形成中间信念，在信念系统的影响下，来访者在特定事件出现时，会有什么样的自动想法、情绪、生理反应、应对行为。

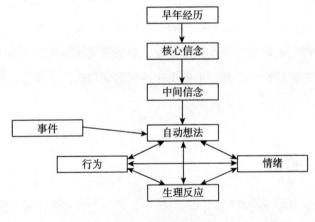

图1-3　工作假设分析图

与人格障碍具有一贯性不同，我们提到的焦虑障碍、抑郁障碍、强迫症等临床综合征都是有起病时间的。除了创伤性事件，很多触发事件都不是导致患者出现问题的原因，只是导致患者起病的特定事件，比如失恋、工作改变等。这些触发事件往往会引发患者的一些负性自动想法。

▶来访者的力量和资源

在进行案例概念化时，我们不能只关注来访者病理性的状态，还需要考虑：来访者的力量和资源，包括他承受焦虑、调节情绪的能力，能不能自我照料，有没有比较稳定的生活方式；有没有社会支持，包括社交情况如何，有没有比较稳定的工作，家庭关系如何；等等。我们需要以此评估他承受焦虑、调节情绪等方面的能力。

治疗一个因为精神障碍而不工作的来访者很可能是非常困难的。因为焦虑、抑郁等精神障碍而不工作的人往往没有稳定的生活方式，会睡得越来越晚，有的人甚至凌晨三四点睡觉，下午才醒来，醒来以后也不知道该做什么。这样的人在治疗中往往是没有力量的。一个人倒下了，如果他自己不用力，我们很难将他扶起来。如果他的家庭关系很差且没有朋友的支持，他的力量可能会更小。

▶治疗计划

包括目标、方法、干预、频率、辅助治疗、障碍等。

治疗计划应该是治疗师和患者合作发展出来的，而且是双方都接受的，这一点对建立良好的治疗联盟至关重要。治疗计划将问题和干预联系起来，治疗师根据患者存在的问题，与来访者讨论并确定需要解决的问题的先后次序，设定治疗目标。制订治疗计划时，治疗师还应考虑患者的能力和具体条件，以考量治疗计划的现实性，并搭建时间框架。

治疗计划不应该太过笼统，除了包含"认知行为治疗"或"暴露治疗"等方法外，还应该结合来访者存在的问题和困难，具有一定的针对性并包含细节。例如，"通过行为激活或日常活动安排，提高来访者的能量水平，改善来访者的抑郁症状"，或"通过识别来访者功能失调的行为模式及其背后的行为规则（中间信念），帮助来访者认识其行为模式和行为规则的意义，以及对其认知的妨碍，发展更具有适应性的行为模式和行为规则"等，这些就可以写进治疗计划。

要在进行案例概念化前优先干预的情况

如果在进行访谈的过程中发现一些会严重影响认知行为治疗过程的情况，我们就需要优先干预。

比如，安全总是第一位的，如果来访者有自杀或类自杀（自伤）的想法或行为，治疗师就要对这种想法或行为优先干预。

再如，来访者在过去的治疗中受过伤害，对以前的治疗不满意，不信任认知行为治疗，不信任治疗师，或人格有问题，就可能不配合治疗师，常产生负性反应，优先干预这些问题，才能让治疗顺利开展。

另外，如果来访者有物质依赖，也需要优先处理。例如，有的来访者酗酒，当他们在治疗中感受到一些压力，或者产生某种情绪反应时，就可能习惯性地寻求物质依赖。来访者重新对物质产生依赖，治疗师在其身上付出的努力可能就白费了。

案例概念化实例

▶案例简述

郁女士是一位 35 岁的小学教师，单身，未婚。她常感到情绪低落，对自己工作、生活等方面的现状不是很满意，不知道如何维护亲密关系，对未来也很迷茫。这种情况大概持续了两年。

她觉得自己做事情很拖沓，缺乏重点，没有计划，缺乏效率，能力越来越差。有的时候到了晚上，她发现自己完不成原本的计划，就感到压力很大。她承受不了这样的压力，就开始上网或者做其他的事情，有的时候她就放弃了当天的计划。但她也知道事情不做，就会越积越多。

她对自己现在做的工作不满意，甚至很厌倦。她觉得领导交给她很多本来不应该由她做的工作。她想拒绝，但又不敢拒绝，觉得那样领导会不再信任自己；想请别人帮忙，又不好意思麻烦别人，也觉得别人可能很忙，无法像自己一样那么尽心地对待领导交给她的工作。她和朋友在一起的时间越来越少，几乎将所有时间都花在工作上。她很想换一份工作，但是一直也没有付诸行动。

她也曾经被评为优秀教师，但是现在，她感觉工作压力越来越大。

去年，学校把一个不好带的班级交给她带，经过两个学期的努力，她发现学生的成绩变化不大，但也没有向有经验的老师寻求帮助。

不久前，与她在同一个办公室，比她大概小两岁的一位老师，晋升为教研组副组长。这件事一方面让她感受到不公平，自己的很多努力没有被看到；另一方面她会想别人好像都比她能干、聪明，能吸引别人注意。在这种情况下，她觉得好像做什么事情都没什么意义，不愿意再努力工作。

上周，她的教研组组长给她布置了一些工作，她很不满，觉得不公平，认为那些工作不应该由她来做，但又觉得向领导表达想法是没用的，自己做什么都没有意义，一个人待在房间里。

郁女士的早年经历对她产生了深刻影响。她爸爸酗酒，脾气暴躁，反复无常。在她小时候，爸爸经常贬低她，打骂她和妈妈。如果她反抗，就会遭受更严重的惩罚。她妈妈既胆小又脆弱，没有能力保护她，甚至有时候需要她的保护。

上学时，她很努力，也比较聪明，学习成绩一直不错，这让她能够保持自信，获得安全感，觉得自己是可靠的。

▶案例概念化工作记录

案例概念化工作记录单

患者基本情况
郁女士，35岁，独居，小学老师。

来访原因
情绪低落，对自己的工作、生活、亲密关系和朋友关系等都不是很满意，对未来也感到很迷茫。

问题清单
（1）对工作不满意。认为"我的工作很没意义""我感到很厌倦，我不喜欢我现在的工作"，觉得自己承担了很多责任，没有权力和行政力量支持自己，想换工作，但一直没行动。
（2）对生活不满意。抑郁、被动，认为"我过得一点都不开心，可能永远都不会开心"。
（3）做事拖沓，缺乏重点和效率，没有计划，缺乏效率，常半途而废，脚踩西瓜皮——滑到哪儿算哪儿。
（4）社交退缩，时间都用在完成工作上，总是很疲劳，没时间和朋友在一起，久而久之形成恶性循环。
（5）没有亲密关系。和男性接触后，很快就会放弃，并认为"我可能永远都找不到男朋友"。

（6）不自信、不坚定、不会拒绝，无法表达自己的想法和感受。

诊断

恶劣心境，无明显人格障碍。

工作假设

核心信念（图式^①）：

对自我、他人和世界的信念：郁女士的早期经历（妈妈是弱小的，被动的，无助的；爸爸是愤怒的，指责性的，有攻击性的）塑造了她对自我、他人和世界的信念；"我是脆弱的，不可爱的"；他人对她都是没有帮助的，她只能靠自己；这个世界是不安全的。

中间信念：

如果我表达我的想法或感受，别人肯定会不开心，他们会不理我。

我必须表现得优秀，否则没有人会尊重我。

触发事件：

与她在同一个办公室的，比她大概小两岁的一位老师，晋升为教研组副组长。她一方面觉得不公平，自己的很多努力没有被看到；另一方面又觉得"别人好像都比我能干、聪明，能吸引别人注意""我做什么都没有意义"。

去年，学校把一个不好带的班级交给她带，经过两个学期的努力，她发现学生的成绩变化不大，但也没有向有经验的老师寻求帮助。

上周，她的教研组组长给她布置了一些工作，她觉得"那些工作不应该由我来做，但向领导表达想法是没用的，自己做什么没有意义"，自己一个人待在房间里。

起源（早年经历）：

郁女士的爸爸酗酒，脾气暴躁，反复无常。在她小时候，爸爸经常贬低她，打骂她和妈妈。如果她反抗，就会遭受更严重的惩罚。她妈妈既胆小又脆弱，没有能力保护她，甚至有时候需要她的保护。

力量和资源

（1）稳定的生活结构。

---

① 图式的英文是 schema，是一个与核心信念类似的概念，但与核心信念不完全相同，图式"被定义为用于信息加工的一些模板和规则，这些模板和规则用于支持较为表层的自动思维内容（《学习认知行为治疗图解指南》）"，核心信念代表图式的内容，这两个术语多数情况下可替换使用。

（2）良好的社交技能。

（3）有社会支持系统（女性朋友圈子）。

治疗计划

目标：

缓解抑郁障碍症状，尤其是拖延行为（导致抑郁加重，恶性循环）。

提高在工作和生活上安排事务轻重缓急、有计划的能力。

增加和朋友在一起的时间。

更加自信和坚定。

方法：

认知行为治疗，进行认知和行为干预，包括关于案例概念化的心理教育，活动安排，认知重构，自信心训练。

频率：

每周一次。

辅助治疗：

必要时考虑用抗抑郁药物辅助治疗。

▶案例概念化实例解析

其实郁女士有一段时间在工作中发展得非常好，领导也很信任她，被评为优秀教师。也正因为这样，领导才会让她带不好带的班。

她陷入抑郁，和她的成长经历是分不开的。对她来说，酗酒、脾气暴躁的爸爸是让她不可预测的，给她带来情绪痛苦的人，胆小又脆弱的妈妈是无法帮助她，甚至还要靠她保护的人。两个最重要的照料者都难以给她安全感，这让她形成了"没有人能真正帮助我，我只能靠我自己""为了避免别人不开心，不理我，我不能表达自己的想法或感受"的信念。

上学后，她一直努力学习，名列前茅，考入师范大学，毕业后成为教师，这些都让她获得了自信。但是这种获得自信的模式和她自卑、想要获得自尊和安全感相关，是不可持续的。其背后的信念是"我必须名列前茅，做到非常优秀，才能证明我是有能力的""依靠自己的能力才能证明我是优秀的，向别人寻求帮助就证明我是没有能力的，会被别人看不起"。

她心中的信念让她不会拒绝，不会向他人求助，总是要靠自己做好应该做的事，通过自己的努力赢得别人的信任。但是，人的能力总是有限的，一旦她付出了所有努力还是达不到预期，她就开始焦虑，开始自我怀疑。

她曾经很热爱教师工作，也将工作做得很好。领导觉得她很能干，很信任她，对她的期望越来越高，鞭打快马，将难带的班级交给她。她付出了很多心血，但是班级同学的成绩没有起色，这让她开始怀疑自己的能力。随着工作年限越来越长，她感受到完全靠自己的努力已经不能达到自己要做到最好的目标。当她发现自己再怎么努力，可能也不如别人时，就无法再从工作中获得快乐。当环境对她的中间信念提出挑战时，她会发现自己越来越累，情绪出现问题。

她形成的局限、僵硬、刻板的核心信念使得她在遇到一些特定的生活事件时出现负性自动想法，进而影响她的情绪、行为。当然，她还没有能力觉察、改变自己的负性自动想法，因为她不拒绝、不寻求帮助的行为方式还没有改变。

我问她，当她觉得领导对她不公平时，她一般会怎么处理自己的情绪，有没有跟领导说一说自己的状况，或者和朋友分享自己的感受。她说"没有，觉得自己和领导说什么也没有用，做什么事情都没有意义，希望把自己一个人关在房间里"，等等。

她的回避行为其实源于习得性无助。她卡在那里，不知道该怎样识别、处理自己的情绪。抑郁障碍症状的患者往往会因为有习得性无助而退缩。她害怕别人认为她能力不够而看不起她，害怕别人不开心而离开她，害怕自己不能将事情做得完满，所以她选择回避，但回避带来的后果进一步强化了她心中的信念，让她的情绪问题更加严重，导致恶性循环：

她不向领导表达自己的不满与愤怒，无法让领导了解她不开心，觉得很累，认为不公平。领导觉得她能力很强，能将事情做得很好，就给她布置很多任务。这加强了她觉得领导不公平的感受，承受更多的工作压力也让她更加焦虑。

她在带班的过程中遇到了困难，但是没向有经验的教师或领导求助，学生没有进步，这也让她进一步焦虑。

她认为自己应该将所有的时间都花在工作上，和朋友在一起的时间减少，她生活中的乐趣也随之减少，抑郁情绪进一步增加。

她一旦感觉自己在计划时间内完不成自己规定的任务，压力太大，就会放下工作，去做一些轻松的事情。这虽然是一种处理情绪的方式，但会导致她的工作越堆积越多，再面对工作时，她更容易感觉到自己的能力不够，压力变得更大。

她所说的做事情缺乏重点、没有计划、缺乏效率，其实都是她的这些回避行为带来的。放弃和朋友在一起玩等娱乐生活，也是很多抑郁障碍患者越来越抑郁的原因之一。

我给她的诊断是恶劣心境（持续性抑郁障碍），她的症状达不到重性抑郁障碍症状那么严重。这种精神障碍是慢性的，是比较难治疗的，患有这种精神障碍的来访者的抑郁症状一般是轻到中度的。而且以前她的社交能力很强，虽然她没有和异性建立亲密关系，但是有很多要好的女性朋友，和同事的关系也不错。而且，她还在持续工作。来访者能坚持工作，就意味着她有稳定的生活结构，这一点是很重要的。如果一个来访者因为精神障碍长期不工作，治疗起来就会相对困难。稳定的生活结构是治疗来访者的重要资源。

经过评估，我们制定的治疗目标之一，就是缓解她的抑郁障碍症状，尤其是她的拖延行为。缓解情绪压力是有抑郁障碍症状的来访者行为退缩的目的之一。但是这种行为退缩不会给他们带来真正的快乐，因为退缩之后，他们还是要面对原本需要面对的事情。一旦情绪低落，她就可能不想做应该做完的事情，宁可选择上网等轻松的事情，但是一上网，时间很快就过去了，而事情还是要面对。在后面讲抑郁障碍的认知行为治疗时，我们会展开详细讲解，治疗抑郁障碍的重要干预技术之一——安排来访者的日常活动。

我们要明确一个一般原则：当来访者处于抑郁状态时，我们一般不鼓励来访者做重大决定。情绪低落会导致人认知方面的损害，无法全面地看问题，所以我们在做问题清单时，需要和来访者讨论，哪些问题可以作为治疗目标，哪些问题是要放一放的。

郁女士也曾经跟我讨论要不要辞职，但我并没有把解决这个问题作为我们治疗的目标。因为在我看来，她对现在的工作不满意和她的抑郁有关系。不解决她的抑郁问题，她即使换另外一份工作，也可能受同样问题的困扰。等到她情绪好一些了，她可以再考虑自己是不是真的不喜欢这份工作，不适合做这份工作。

同样，解决她的亲密关系问题，也不是我们的治疗目标。大多数人在抑郁状态中都渴望被人理解、关心。她过去也没有男朋友，但是情绪状态是比较稳定的，所以没有亲密关系并不是导致她抑郁的主要原因。维持和加重她抑郁状态的行为模式，倒是她没有亲密关系的原因之一。她不拒绝别人，不寻求帮助，总是显得很强，很自主。我们常说，人敢于暴露自己脆弱性的一面，才能和他人靠得更近。但这位女士不敢暴露自己的脆弱，她担心别人会看不起她。所以这个方面的问题，也可以等到她的情绪状态有所改善时再讨论。

在对认知和行为实施干预前，对来访者进行心理教育（详见第6讲）很重要。

来访者对自己问题的理解是他们接下来做家庭作业或做行

为实验的基础，是给予他们干预，让他们尝试暴露的一个理由。如果没有这个环节，我们很难通过提建议帮助他们改变。

郁女士很自主，很少寻求帮助，很要强。我们就可以想象，让她来向治疗师寻求帮助，表达她的需求，说出一些她做得不好的地方是比较困难的，她可能会担心治疗师看不起她。她很可能不做治疗师给她留的家庭作业，因为她担心自己做不好。所以在留家庭作业前，我们就需要预想怎样帮助她完成家庭作业。此外，我们也可以预测她的行为模式，以及看问题的方式。

根据对以上信息的评估，我当时计划在治疗的过程中，对郁女士的认知和行为进行干预，如：让她尝试拒绝朋友的一个不合理请求，和她一起讨论为什么学会拒绝很重要，如何拒绝别人；让她向同事寻求一次帮助，纠正她看待成败非黑即白的认知歪曲；安排她的日常活动，让她参与自己喜欢的活动，增加愉快体验。

第6讲
心理教育与治疗联盟

心理教育：帮助来访者了解自己和认知行为治疗

大部分来访者可能都不太了解认知行为治疗是什么。我们需要结合来访者的体验和五因素模式原理，帮助来访者理解他在认知和行为上出现的问题。让来访者了解、熟悉、接受认知行为治疗，意识到改变维持和加重他自身问题的因素，会对他有所帮助。

比如，患有惊恐障碍的来访者在惊恐发作时会觉得自己心脏病发作，他们甚至可能会去医院挂号或者叫救护车。他们可能做了很多检查，却没有找到引发身体异常的生理原因。医生说的"你没有心脏病"并不能帮他们缓解焦虑，因为他们没有理解自己为什么会出现胸闷等症状，可能会更害怕，更焦虑。所以我们在做认知行为治疗的评估时，会利用五因素模式，问这样的来访者："你最开始注意到自己会胸闷是什么时候？""你是如何解释自己出现胸闷症状的？""除了胸闷外，你是否还有其他地方不舒服？""感觉不舒服的时候，你会做什么让自己感觉安全一些，不那么焦虑？"……

　　当我们了解清楚来访者自身的五因素模式后，我们就可以帮助他们了解自己的认知歪曲和寻求安全行为。比如惊恐障碍患者会将事物灾难化，常能注意到自己躯体的一些非病理性不适并对其做出灾难性的解释，在惊恐发作时靠墙坐下，大口呼吸。来访者能够理解自己的一些认知和行为是维持和加重自身症状的因素后，治疗师就需要告诉来访者，会从认知行为治疗的角度对他进行什么样的干预，这些干预会如何帮助他解决问题。

　　这样的过程会使很多来访者感受到自己是被理解的，也会让来访者看到希望，给来访者提供做出改变的理由。进行认知行为治疗失败的原因之一，就是在给来访者提建议之前，没有做好心理教育。一些来访者自主、要强，不喜欢寻求帮助，他们可能因为害怕自己做不好而不能完成作业。帮助他们理解认识和行为对自己的影响，才可能让他们主动改变。

　　上一讲我们提到，在给郁女士进行治疗前，我们需要对她进行心理教育。这可以帮助她理解她的认知模式和行为模式是怎么发展出来的：为什么她以前在工作中表现得很优秀，现在却不能够适应这份工作；她现在为什么抑郁了，她的抑郁为什么会一直持续；为什么她要学会拒绝；为什么她要学会向他人寻求帮助；为什么她要学会安排自己的日常活动等。治疗师最好能和来访者毫无保留地分享自己的理解。

治疗联盟：与来访者合作

弗洛伊德提出在精神分析取向的治疗中，治疗师要节制、中立、匿名，但认知行为治疗师更需要卡尔·罗杰斯提出的三个基本治疗态度，即共情、无条件的积极关注、真诚一致。如果用一个词来描述认知行为治疗中治疗师和患者的治疗关系，那么这个词就是合作。

合作体现在认知行为治疗的整个治疗过程中。从严格意义上说，合作就意味着，治疗师和来访者都要付出时间和努力。比如，治疗师不能替来访者制定治疗目标，而是要与来访者共同完成这个任务。

在上一讲提到的郁女士的治疗过程中，为了改善她的抑郁状态，我通过心理教育，帮助她了解不交往、不参加活动是如何维持和加重她的抑郁状态的，并问她："为了改善这种状况，我们是不是可以先制定一个短期目标？"她表示愿意后，我问她："我们可以先制定一个短期目标。你以前会通过什么活动改善情绪？"她说："我以前在健身的时候感到情绪好一些，我有好几个月没去健身房了。"我问："那我们是不是可以把去健身房加入下周的日程中？"每次她来做治疗，我也都会问她："你今天有没有很想讨论的、给你带来很大困扰的问题？"

我们不代替来访者做决定，与来访者讨论，就是为了让来访者能够参与到治疗过程中。来访者能参与到治疗中本身就意味着他的情绪在好转，他能够承担起解决自己问题的责任。换句话说，来访者需要具备这些能力，太被动的来访者未必能够从认知行为治疗里获得帮助。

让来访者做家庭作业也是为了与来访者合作。或许一些人听到"家庭作业"这四个字就觉得"头疼"，压力很大，在和来访者交流时，我们可以用"技能训练""思维训练""认知作业"等代之，激起他们以前的一些愉快感受。家庭作业是保证认知行为治疗效力的因素之一，来访者记录自己的想法、做出行动，就是在运用暴露等治疗方式，所以他们即使不每天与治疗师面对面，也需要每天都进入治疗过程中。也就是说，留家庭作业也是为了让来访者合作。

在来访者和治疗师刚接触时，治疗师会做得多一些，因为治疗师要搜集信息，做评估，给来访者做心理教育和技能训练，等等。但随着治疗进程的推进，来访者开始练习技能，完成家庭作业，来访者自己做得越来越多，会逐渐成为"自己的治疗师"，治疗师需要做的事情会越来越少。

好的认知行为治疗师需要像好的老师一样，耐心、友善、热情且坚定，不能只让来访者被动地接受，还是要让来访者理解问题解决方法背后的原理。从外部要求别人改变有时是很困难的，我们要善用苏格拉底式提问（详见第 7 讲），启发来访者看到自己认知方面的矛盾之处、不合理之处，帮助来访者自己发展出想改变的动机和理由。

一些来访者没有完成家庭作业，或者因为要做家庭作业出现抗拒等情绪时，有些刚接触认知行为治疗不久的治疗师会在共情来访者之后，不再对来访者提出做家庭作业的要求。共情是非特异性基础之一，所有的心理治疗师都需要共情，但我们不能因此允许来访者不完成家庭作业。相反，在共情的基础上，我们需要做的是，帮助来访者完成家庭作业，这就要求治疗师必须坚定、专业。

我会跟来访者强调，他需要完成家庭作业，做作业的过程也就是接受治疗的过程。来访者没有按照既定计划完成家庭作业，也是一种阻抗表现，这种表现主要来自来访者对家庭作业的一些自动想法。比如，有的人认为自己做不好，有的人没有理解为什么要做作业。我会与这样的来访者讨论："是不是遇到了什么困难？这些家庭作业对你来说是不是要求太高了？你是不是没有理解为什么要做这项作业？关于这项作业，你还有什么担心的吗？"邀请来访者表达出担忧，给来访者做心理教育，帮助来访者理解做作业的意义和重要性。一些来访者体会过作业对自己的帮助后，才能意识到作业是有价值的。一般在回顾来访者一周的情况后，我就会马上检查家庭作业。

来访者只领悟是不够的，认知行为治疗是强调行动取向的。比如，如果回避行为维持和加重了来访者的症状，我们就要坚定地让来访者接受暴露治疗。正如，许多孩子可能不愿意去幼儿园，但是为了孩子的成长，负责任的家长不会对孩子说，那就不要去了，而是会缓解孩子的焦虑和恐惧，帮助孩子融入幼儿园的环境。精神分析理论将这样的爱称为"强硬的爱（tough love）"，我认为将其称为坚定的爱更合适。

第 7 讲
认知行为治疗基本技术和基本过程

基本治疗技术

▶ 认知重构：引导性发现（苏格拉底式提问）

在诱导式交流中，治疗师往往希望来访者说出治疗师所期望的答案。比如他们可能会问来访者："他对你说这句话的时候，你有没有心跳加快的感觉？"

但认知行为治疗师需要做的不是诱导工作，而是引导工作。引导性发现需要运用苏格拉底式提问，与来访者合作发现问题所在。

古希腊的苏格拉底经常去集市上和别人探讨问题。不管对方是穷人、富人，还是没名的人、将军，他都会采用提问的方式引导人们思考他们未曾想过的问题，发展人们的思考能力和察觉能力。

很多来访者看问题的方式有局限、僵硬、刻板的特点，我们在与来访者交流时，就需要运用苏格拉底式提问增加来访者看问题的角度和灵活性,用一些提示性的问题引导来访者思考。

例如,来访者说:"没有人会真的喜欢我的,别人都很讨厌我。"治疗师就可以问:"如果你真的觉得所有人都会讨厌你,那么能不能告诉我,你有没有什么证据支持你的看法?你注意到了什么才有这样的想法呢?"来访者可能会说:"我跟××说话的时候,他会突然就不看我了,我觉得他肯定不喜欢跟我说话。"然后我们可以问:"你是否注意到有一些证据其实会证明你的想法不太客观?"如果他找到"有人是喜欢我的"的证据,我们就可以发展一些行为实验,帮助他进行验证。

此外,我们还可以让病人构思一些合理的替代想法。比如,我们可以问他:"除了这种看法,你还有没有其他的解释或者其他的看法?其他人会不会有不同的看法?"以此来增加来访者看问题的视角。

还有一种提问方式,就是检查各种各样的可能。比如我们会问来访者:"最坏的结果是什么?""最好的结果是什么?""最可能出现的实际情况是什么?""最符合现实的想法可能是什么?""你能够承受的最坏结果是什么?"

引导来访者评估结果对自己的影响,也是一种提问方式。比如:"你能不能告诉我,这样的信念对你的影响是什么?会给你带来什么好处?"如果来访者没有意识到自己需要改变,就没有人能帮助他改变。

苏格拉底式提问是启发性的,这种提问方式能够帮助来访者从不同的角度看问题,让来访者看问题的方式变得更灵活。

健康的人和有精神障碍的来访者之间的差别就在这儿。健康的人也会有认知歪曲，但是健康的人有能力转换视角，能够更全面地看问题。

认知行为治疗的关键在于帮助来访者进行消除症状的技能训练。但只注重发展功能良好的、健康的认知模式和应对模式可能会让来访者觉得自己的感受被忽略。在总结每次治疗之后，我会问来访者："你认为还有哪些重要的话题是我们没有讨论到的吗？""你会不会认为我的解释或者我做的干预等事情让你感到有些压力或者不舒服？"

▶ 行为技术：暴露加反应预防

我们在讲经典条件反射的消退原理时，提到过暴露技术，这种技术会应用到大部分的焦虑障碍、强迫症的治疗中。

暴露不只对情绪有消退作用，从认知治疗的角度而言，暴露是有现实检验意义的。我们内心对现实的反映和现实是否一致，影响着我们的心理健康程度。

很多社交焦虑障碍患者有认知歪曲，他们小的时候受过一些伤害或刺激，所以发展出一套应对那些伤害或刺激的认知和行为模式。随着他们长大，虽然环境和周围的人都变了，但他们的认知和行为模式依然没变。他们将想象和现实融合在一起，总是担心别人对自己有负面评价，认为自己很傻、很愚蠢，动作很笨拙，眼神不自然等。在现实检验中，当他们发现实际情况和自己曾经经历的或想象中的糟糕状况不一样，自己的想法只是想法，不等同于现实时，焦虑障碍的症状就可能会缓解。

现实检验并不只在意识层面工作，也会影响潜意识层面。中间信念、核心信念其实都可以说是潜意识层面的信念。很多来访者并没有意识到自己有中间信念、核心信念。他们自己没有觉察到的行为模式、认知模式都存在于潜意识中，会对他们的情绪产生影响。有的学生想向老师提问题的时候，马上就会担心，别人会不会笑话他。这当然是意识层面的想法，但是他没有意识到，这样的想法受他潜意识中认知模式的影响。如果他曾经体验过或者目睹过上课时提问或者表达主张、想法，被贬低或者嘲笑，这样的情境就可能转化为一种认知模式，进入他的潜意识中，让他一想提问题就紧张，一感到紧张就不问了，促使回避的行为模式形成。这种回避的行为模式维持了他的认知模式和行为模式。

我们理解来访者的成长经历，让来访者尝试不一样的认知模式和行为模式会不会让自己担心的事情发生，可能给来访者提供行为改变的理由。现在的一些暴露治疗会结合正念练习，帮助来访者接纳真实的情况，改变局限、僵硬、刻板的认知和行为。

反应预防主要是帮助来访者停止用他们原来遵循的方式应对问题，而暴露加反应预防（Exposion and Reaction Prevention，ERP）是治疗焦虑障碍、强迫症的有效方法。关于暴露加反应预防，我们会在第 11 讲中配合案例，详细讲解。

基本治疗过程

认知行为治疗的基本治疗过程主要包括：识别负性自动想法；进行行为实验，修正负性自动想法，处理患者在工作、生活中遇到的情绪问题，修正信念。为了让大家更好地理解，我将这部分内容和抑郁障碍治疗的案例相结合，放在第9讲为大家详细介绍。

我们在讲评估时，提到过识别自动想法。识别自动想法是完成认知行为治疗案例概念化的必要步骤，也是纠正负性自动想法的第一步。理解自动想法在维持和加重负性情绪上的作用，也为接下来修正负性自动想法做准备。

从根本上说，认知行为治疗是行动取向的。自动想法、中间信念、核心信念都是需要接受检验的假设，也就是要经过行为实验的检验。有精神障碍的人对事物的解读都比较僵硬、刻板、局限，治疗师学会设计和实施行为实验，会帮助他们更完整、更全面地看待事物。

第8讲
对认知行为治疗师的要求

面对来访者时，尽量表现得专业

初学者可能认为表现得专业有些困难。但即便你仅仅看过这一本书，你也会掌握一些专业知识，学到一些专业技能，并对这些知识和技能形成一些自己的理解。一位第一次做妈妈的年轻母亲在孩子生病的时候可能会非常焦虑，但是她再焦虑也需要带着孩子去治疗病症。年轻的认知行为治疗师在面对来访者时觉得很难，也要保持镇静，善用学到的知识，这样经验才能越来越丰富，自己才能变得越来越专业。

保持敏感

很多来访者向治疗师寻求帮助前都是付出过努力的。寻求心理帮助的人和想治疗躯体疾病的人有所不同。让患重感冒的人去医院一般没有太大困难，他们通常不会有强烈的恐惧感、焦虑感或羞耻感，当然，如果他们怕麻烦那是另外一回事。然而，很多来访者来寻求心理帮助前是要克服恐惧、焦虑、担忧的，因此我们要在面对来访者时保持敏感。

将焦点放在来访者身上

治疗师要始终以来访者为中心。

我曾督导过这样一个案例。一名大学生和他学校里的心理咨询教师说："我非常希望以后能和老师成为朋友。"这位心理咨询教师很年轻，马上说："我们的关系只能是咨访关系。"几次来访后，学生又一次满怀期待地向这位心理咨询教师表达了想和他做朋友的愿望，然后又得到了相同的答案。学生感觉老师在他们之间画了一条线，这条线是他永远不能跨越的。

事实上，不论是将咨询师理想化，还是出现了正性移情，学生在提出这样的愿望时心里是有压力的。咨询师的回答出自想要保护自己的目的，是以自己为中心的。听到来访者有这样的请求时，咨询师最好在把握界限的基础上，尝试理解来访者提出想和自己做朋友的愿望意味着什么。这样的做法会让来访者感到更安全，也是以来访者为中心的。

让来访者知情同意

我相信很多认知行为治疗师已经做到了这一点。在给来访者做治疗的时候，治疗师要告知来访者认知行为治疗会给他带来什么影响，对他有什么帮助。此外，还要告诉来访者，他在任何时候都有权利拒绝或者退出。

王阳明曾说"知之真切笃实处即是行，行之明觉精察处即是知"。一些认知行为治疗师刚开始无法完成结构化，要想完成这个任务需要经过很多训练。大家不用给自己太大压力，逐渐熟悉各环节后，大家会变得更有信心，更坚定。

治疗师也可以对自己进行认知行为治疗，察觉、梳理自己的认知歪曲。心理治疗方法有效的前提是治疗师自己相信这种方法是有效的，而且这种相信往往是要建立在体验基础上的。认知行为治疗师觉察到自己的认知歪曲，以及认知歪曲对自己情绪的影响，就可以通过认知行为治疗理论，解决自己情绪上的困难。当然，认识自己有时是很困难的，需要付出很多努力，克服很多障碍。

C B T

第二部分

四大心理问题治疗

第9讲
抑郁障碍的认知行为治疗

抑郁障碍的诊断标准

抑郁障碍的核心症状主要有两个：情绪低落，兴趣减退或缺乏。除此之外，来访者还可能思维迟缓、体重减轻、缺乏精力、失眠早醒、感到自卑、精神运动性迟缓，甚至有不愿意继续生活下去的消极观念。

以上临床表现至少持续两周，而且在这两周的大多数时间里，来访者的情绪都不好，也是抑郁障碍的一个重要诊断标准。

抑郁障碍可分为内源性抑郁障碍和外源性抑郁障碍。

患有内源性抑郁障碍的病人明显缺乏愉快感，情绪低落，没有做事动机，往往缺少某些方面的外在生活经验；而患有外源性抑郁障碍往往与一些外在事件有关，比如考试失败，与他人的关系出现破裂等。内源性抑郁障碍更适合通过药物治疗，对于症状比较严重的内源性抑郁障碍患者来说，尤其如此。

在诊断出来访者患有抑郁障碍后，不论其症状的轻重程度如何，治疗师都要做自杀风险评估，因为有些抑郁障碍患者会有自杀倾向。这种消极倾向并不仅仅和抑郁程度相关，与其更直接相关的是绝望。在生活中，我们可能会听说，××看起来好好的，突然就自杀了。我们通过行为、表情等未必能看出一个人内在的抑郁，但是通过交谈，我们很可能会感受到他的绝望。

抑郁障碍的认知行为治疗结构框架

进行认知行为治疗是有时限的，治疗师需要把握治疗的结构框架。

（1）用认知行为治疗理论评估来访者当前的问题，建立案例概念化和进行心理教育，包括向来访者介绍认知行为治疗（1~3次治疗）。

这一阶段具体治疗次数的选择，主要取决于来访者能否将他的问题讲清楚，以及治疗师能否很快了解来访者的问题。对于某些来访者，我们可能需要花比较长的时间来了解。如果碰到这样的来访者，列问题清单、设置目标可能就会占用一次治疗时间。

（2）行为激活：渐进的活动和任务安排（3~6次治疗）。

我们一般先通过渐进的活动和任务安排进行行为激活，因为行为更容易快速地帮助来访者缓解负面情绪，克服退缩，改善拖沓的习惯，所以在进行认知干预之前，我们一般会先为来访者安排一些活动和任务，当然这并非是绝对的。

（3）认知行为干预：识别负性自动想法，纠正负性自动想法，进行行为实验，处理来访者在工作、生活中遇到的情绪问题（4~6 次治疗）。

（4）复发预防：识别和纠正生活规则和行为实验，处理挫折等（2~4 次治疗）。

完整的认知行为治疗大概需要 3~6 个月，具体需要多长时间，要根据来访者症状的复杂程度而定。虽然认知行为治疗是有模式的，但大家千万不要在还没有访谈来访者的时候就假定来访者有什么经历。模式只是我们理解来访者体验的参考框架，我们需要注重合作，让来访者积极参与到治疗过程中。

抑郁障碍的认知行为治疗模型

最近，一位上海高校的心理咨询教师联系我，说他们学校里的一名大学生以前学习成绩非常好，本来是非常有可能保研的。结果他在最后一次影响他是否有保研资格的考试中，没考好。这对他的影响非常大，他立刻就变得情绪低落、焦虑，经常失眠、头痛，出现了强烈的自杀倾向。

心理咨询教师把这名学生送到我这儿后，我开始了解他承受的压力和他内心的变化。

在他小的时候，父母关系不好。爸爸酗酒，脾气非常暴躁，经常打骂他。妈妈对他的期望很高。后来，他上初中的时候，父母就离婚了。他对这件事感到非常羞耻，怕因此被别人讥笑。父母离婚以后，抚养他的是妈妈，但有些时候妈妈忙于工作，不得不让他到爸爸身边去。

爸爸后来想和妈妈复合，总让孩子告诉他，妈妈在哪里。妈妈为了回避爸爸，不告诉孩子自己在哪里。爸爸问不出答案，又会打他。

他在高中的时候，曾经跳河自杀，幸亏被救了起来。

这名学生确实很聪明，在交谈过程中，很快就能清晰地识别出自己的信念。他说："只有名列前茅，才能证明我是个强者，别人才不敢看不起我。"小时候，他没有能力改变自己的生存环境，所以为了保护自己的自尊，为了生存，他一直非常非常努力。因为学习成绩一直很好，他一直在学习方面很自信。进入大学后，他申请参与了很多创新项目和各种各样的竞赛。当他发现自己的时间不够用时，他就会减少睡眠，更加努力地学习，待在寝室里不和同学来往。但是人的时间和精力毕竟都是有限的。这导致他焦虑、失眠，学习效率下降，很难集中精力看书，但他依然会强迫自己。当考试的结果和他预期中的不一样时，他就会更加努力，花更多的时间学习。

像这名学生一样的孩子往往不能在感到焦虑或者疲倦时，允许自己休息。他们和他人的人际关系通常比较疏远，不允许自己享受生活，会牺牲很多自己的兴趣和课余生活。曾经有一个孩子就因为担心自己的成绩被别人超过，常常在课余时间和伙伴玩时，产生内疚感和不安全感。他会强迫自己集中注意力，更加努力。这就带来了恶性循环。他发现自己开始失眠、头痛，更加焦虑。

在整个治疗过程中，我一直在和这名学生讨论他的灾难性想法。其实他清楚很多事情的结局都有多种可能，但他总是会把事情的结果想得很消极。

我们对自己的信念主要涉及两个方面——接纳和能力，包括"我是不是有价值的，我是不是可爱的""别人是不是喜欢我"，以及"我是不是有能力的"等。这些信念的形成离不开我们从小到大的经历。比如一个人如果小的时候被照料者喜爱、接纳，他就很可能认为自己是可爱的。

因为感觉到自己在家庭中不是被爱的，这名学生发展出了"只有名列前茅，才能证明我是个强者，别人才不敢看不起我"的中间信念，他参与那么多项目，就是想通过自己的努力，维护自己的自尊和自我价值。他给自己制定的标准越来越高，给自己的压力越来越大。他似乎已经挖掘了自己的所有潜力，但依然不能满足自己的要求，逐渐呈现抑郁状态。他给自己定的那些严厉的标准被我称为自我击败标准。因为考试失败，无法做得优秀，他的自尊、自信就会受到直接打击，怀疑自己到底有没有能力。

▶ 抑郁障碍的四种核心主题

从上述案例中，我们可以看出抑郁障碍的四种核心主题。

◎ 丧失

在这名学生的心中，如果他做不到最好，就证明自己是没有能力的，什么都不是。这是他的信念中包含的非黑即白的认知歪曲，他害怕自己丧失能力，以及被别人看得起的资本。

大部分来访者的抑郁都是和焦虑并存的，在精神病学中，我们称这样的现象为共病。大多数既抑郁又焦虑的来访者都是先焦虑后抑郁的。因为焦虑会影响来访者的社会功能和思维，使他们无法集中注意力，由此导致的消极结果可能导致来访者感受到丧失。这里的丧失既包括实际事物的丧失，也包括想象中、期待中事物的丧失。

◎ 认知三联征

见到这名学生时，他已经一个多月睡不着觉，焦虑，无法集中精力复习。他所有的消极核心信念都使他相信，他做不好事情，没能力，每个人都在看他的笑话。

抑郁障碍患者往往有认知三联征，对自我、世界、未来的看法都是消极的。他们认为自己是失败者，是家庭的累赘；认为生活中的很多事情都没有什么意义；认为即使付出很大的努力，事情也不会改善。

◎ 绝望

绝望是一种强烈低落的情绪，人们有这种情绪时很可能认为自己就是个失败者，对现状或未来不抱希望，认为无论怎么努力，问题也无法解决。在贝克忧郁量表的基础上衍生出了贝克绝望量表（Beck Hopelessness Scale，BHS），就是因为很多患者自杀的可能性和绝望程度直接相关。临床中，我们很可能会发现一些抑郁障碍患者没有自杀的力量，不会自杀。但他们抑郁的症状稍有好转，开始思考很多问题，感受绝望时，自杀的可能性会增加。一些抑郁障碍患者就是在症状稍有好转的时候自杀的。

◎ **无助**

无助往往和绝望相连，这是治疗师在治疗抑郁障碍患者时，需要特别注意的。一些治疗师放弃运用认知行为治疗的常见原因之一，就是在用认知行为治疗帮助抑郁障碍患者的过程中，他们会无意识地认同患者的无助和绝望，自己也可能会慢慢有点抑郁，感觉很疲惫。治疗师虽然要共情来访者，但也要保持专业、坚定。患者需要借助治疗师的力量缓解自己的消极情绪，治疗师要坚定地让患者完成家庭作业，保证患者在整个治疗期间都处于治疗过程中。如果患者不改变自己的行为和认知，他们的抑郁情绪就不会好起来。

▶ 认知行为治疗在抑郁障碍治疗中的基本干预过程

◎ **心理教育：帮助抑郁障碍患者发现自己看待问题的机制**

认知行为治疗以证据为基础，结构化地关注当前的问题。

与精神分析取向的治疗相似的是，认知行为治疗也关注来访者的早年经历，不同的是，认知行为治疗强调治疗师态度、情绪公开，与患者分享对其问题和独特体验的心理学理解，并对来访者进行心理教育。

以前文提到的那名大学生为例。他无法集中精力看书，待在寝室里不和同学来往，强迫自己集中精力会导致头痛，头痛后他就更无法集中精力看书了，学习效率下降，他就索性延长学习时间。当他做出那么多努力都不能达成目标时，他就开始抑郁了。

在对他进行认知和行为的基本干预前，我们需要先用五因素模式帮助他，理解他，分析他的自动想法、信念和行为应对模式在维持和加重他的抑郁障碍症状上起到了什么作用。我们需要识别他的消极自动想法。因为他的信念——"我必须总是优秀的，这样才能证明我是个成功的人"是比较僵硬的，他将自己的价值和考试成绩捆绑在一起。所以他一旦考试失败就会冒出"最后证明我还是个失败者"一类的自动想法。

用五因素模式识别出自动想法后，我们需要尝试跟来访者讨论，让来访者明白他的抑郁状态和他的一些想法有直接联系。

在做评估的过程中，我通常会与来访者一起填五因素模式图。在填图的过程中，来访者就能更客观、深刻地看待自己，发觉他的头脑里有一个他自己完全没有意识到的机制。真正理解和掌握五因素模式需要过程，识别来访者在特定事件中的想法，帮助来访者建立想法和情绪之间的联系，进而帮助来访者理解他的应对行为在维持和加重他的情绪问题上起什么作用，什么是认知行为治疗，以及接下来干预的出发点是什么。

一般情况下，不要过早地进行干预。案例中的大学生在成长的过程中为了生存，保护自己的自尊，付出了极大的代价。为了能感到自己是个强者，不被别人笑话，不被别人歧视，他非常用功。这当然会给他带来一些好处，为他带来一定的成就，但是这种模式是不可持续的。一旦他遇到失败，不安的自动想法就会冒出来，让他感到焦虑。

治疗师需要先共情，对他进行心理教育。曾有心理治疗师对他过早地进行干预，阻碍了他改变的进程。

◎ 行为激活：渐进的活动和任务安排

因为会出现行为退缩现象，所以抑郁障碍患者的生活结构往往易受损。

我们都是有生理节律的，几乎每个人都有自己的生活结构。如果你上班的话，起床、上班、吃午饭、下班的时间几乎是比较稳定的，下班以后的时间也会有所安排。很多人都没有意识到这种生活结构有多么重要，它是我们的情绪在正常范围内波动的重要保障。"生活结构是情绪的容器"，很多因为抑郁而自杀的学生首先受损的就是生活结构。很多休学在家的孩子的共同特点就是睡得越来越晚。他们一开始可能零点睡，慢慢就变成了一点睡、两点睡或者三点睡，再后来睡觉的时间就逐渐挪到了白天。他们晚上醒过来以后很可能不知道该干什么，为了打发无聊的时间，他们常常打游戏、看电视，完全没有生活结构。在没有结构的生活中，行为总是很难产生意义，因为行为都变成为了被动地处理情绪产生的了。熬夜频繁，可能导致爱拖延、回避，也可能导致一些躯体上的不适，比如便秘、无力、注意力不集中等。

我经常对来访者说："你的情绪就像水一样，如果想让水有助于我们种植的植物生长，就要建立结构——灌溉系统。如果没有灌溉系统，水随意流动，就很可能无法发挥建设性的作用。"治疗师要帮助来访者理解生活结构对他们的重要性，和来访者一起进行日常活动安排。在家里休学的学生向我求助时，我首先希望他们做的就是建立或恢复生活结构。最起码要在十二点以前睡觉，七八点起床。

我们需要和来访者一起填写活动安排表（见表2-1）。一般情况，刚开始进行行为激活时，我们往往按照上午、下午、晚上三个时间段安排患者的活动，每个时间段可能只安排一件事。随着时间的推移，我们会逐渐安排来访者每一个小时的活动。进行活动安排要从简单到复杂，从容易到困难，从少到多，进行渐进性的任务布置，最大限度地保证活动安排计划成功的可能。如果我们一开始就给一个抑郁程度比较重的来访者安排每一个小时的活动，他就可能望而生畏。

表2-1　活动安排表

	星期一	星期二	星期三	星期四	星期五	星期六	星期日
7：00—8：00							
8：00—9：00							
9：00—10：00							
10：00—11：00							
11：00—12：00							
……							

注：除填具体的活动外，还可以用0~10之间的数字，在活动后标注活动完成程度和愉快程度，0表示你认为自己一点也没完成或者没有任何愉快的感觉，10表示你认为自己已经完成了任务或者体验到了最大程度的快乐。

与患者讨论他愿意做什么时，最大限度地保证患者能够完成活动安排。对活动的安排需要具体化。比如我们问："你过去对什么东西感兴趣吗？他可能会说："我喜欢看书。"但是将看书这项活动随意安排在某个时间段中是不够细致的，因为抑郁障碍患者在某些时间段里会情绪低落、兴趣减退、注意力不集中，无法看书，所以我们就需要接着问："能不能告诉我平常你每天醒过来以后，在什么时间段里注意力比较集中，头脑比较清醒？"并在他认可的时间段里安排半个小时或者十五分钟的看书时间。

研究表明，适当的运动可以辅助治疗轻中度抑郁障碍。让多数患者做一些运动不困难。我会鼓励他们去游泳、跑步或者跳广场舞。我们起初可以让患者每天运动十五分钟，如果患者容易累的话，十分钟也可以。患者如果能够坚持运动，情绪很可能会出现明显的变化。

渐进性地安排来访者的活动和任务无非就是希望来访者能重新做他曾经喜欢做的、感兴趣的事情。

很多来访者不认为重新做自己曾经感兴趣的事情是治疗的一个环节，这是因为他们不知道两者之间的关系是什么，还没有理解他的行为退缩对维持和加重他的抑郁有什么作用。治疗师要在每次治疗开始的第一时间检查活动安排的实施情况，会将活动安排的重要性传达给来访者。如果来访者没有实施活动安排，治疗师要注意：不要批评来访者，也不要气馁。这时，我们要做的是识别让他难以完成任务的困难。情绪低落、兴趣减退、精力匮乏等都让来访者很难行动起来。来访者还可能觉得"我做不好"或者"我不会做"，这样的想法往往和他们比较极端的信念和过去的行为模式有关。他们可能过去一直认为"我要做就必须做到最好""如果做不到最好就不做"。来访者不能完成任务还可能因为治疗师布置的任务确实超出了来访者现阶段的能力，给来访者带来很大的压力。要特别当心来访者为了迎合治疗师给自己提出的过高要求，他要求自己完成任务，却发现做不到时，会再次怀疑自己的能力。

因此，要和来访者制订循序渐进的活动安排计划，来访者能够逐渐开始活动，建立或者恢复生活结构，情绪就会开始慢慢好起来。

◎ **识别负性自动想法**

负性自动想法（Negative Automatic Thoughts，NATs）是对一个事件或情境的负性习惯性评价。负性自动想法是会反复出现的。它们在我们大脑里停留的时间很短，但往往包含很多内容。比如认为某件事情的结果一定不好时，可能会产生心慌、胸闷、透不过气、头晕等诸多感受。如果来访者不能理解负性自动想法出现的时候可能会伴随失控感、无助感、无望感、绝望感，就可能消极地认为："不管我怎么努力都改变不了结果。"

识别负性自动想法的关键在于，在任何特定的情境中体验到具体的情绪和感受。在进行认知行为治疗的过程中，情绪是核心，要让来访者注意到自己的情绪。

识别情绪有利于帮助来访者找到特定事件。比如，治疗师问抑郁障碍患者："昨天你什么时候情绪最糟糕？当时发生了什么？"就是想通过寻找情绪，找到特定事件，再进一步找到自动想法。

对很多患者来说，识别负性自动想法并不容易，他们没有考虑过情绪和想法之间的区别，不清楚自己正在体验什么样的感受，只能做出笼统、模糊的表述。治疗师问来访者："他打你的时候，你有什么感受。"来访者很可能回答："他怎么可以这样对待我。"这样的回答就是在表述一种想法，而不是感受。当然，我们可以理解他的想法背后是有愤怒的，但是他的话还是说明他不能清晰地描述自己到底是感到焦虑、羞耻，还是愤怒。相对来说，能够识别和命名情绪的来访者能更快、更好地从心理治疗中获益。很多患有躯体化障碍的来访者在识别和命名情绪方面有困难，让心理治疗在他们身上发挥作用需要付出更多的努力。

如果来求助的是惊恐发作的病人，我就会问他上一次惊恐发作是什么时候。他可能会告诉我早上乘地铁的时候，感觉自己胸闷、紧张、害怕。然后我会接着问他："能不能告诉我，你当时是如何看待自己胸闷的。他说："我想，肯定是我的心脏出了问题。"运用五因素模式，我们就可以帮助来访者，将他们的情绪具体化。

我们需要关注特定的、具体的、最近发生的，让来访者难过或者痛苦的事件和情绪。这样的事件和情绪对我们做出诊断是最有利的，因为来访者对假定事件的情绪不一定具体、准确。如果痛苦的情绪还没有过去，当然更有利于来访者理解情绪和负性自动想法之间的关系。

让来访者描述令他难过的事件可能会让他感到痛苦、不满，我们需要共情来访者，但是也要有所坚持。一般我们是不会让来访者轻易放弃的。因为认知行为治疗的原则之一就是有时间限制。在识别来访者的负性自动想法过程中，我们需要让来访者完成认知作业。一定要帮助来访者理解，完成认知作业相当于进行一种技能训练，而不是参加考试，不需要过度担忧。来访者需要完成书面作业，而不是只在头脑里做。

在识别来访者负性自动想法的过程中，我们可以用主观痛苦单位（Subjective Unite of Distress Scale，SUDS）来表示来访者的痛苦程度。0分表示不痛苦，10分表示最痛苦（当然，我们也可以用0分来表示不痛苦，100分表示最痛苦）。

我们可以问来访者："你那时候在对你自己说什么？""在你当时的想象中，可能发生的最坏的事情是什么？""当时你的头脑里出现了什么画面？"

以0~10分来评估患者对这些自动想法的相信程度。

在谈话的过程中，如果能让来访者学会识别自动想法是最好的了。当然前提是作为治疗师的我们要自己先学会识别自动想法。

很多抑郁障碍患者在遇到困难的时候总会想"我怎么这么笨""我怎么不如别人""我做不好""不管我怎么努力，我都做不到"，这会导致他们采取消极的应对方式——不做了。

我们需要通过练习，让来访者意识到他们存在认知歪曲，他们习惯于在碰到困难时认为"我不行，我不如别人"。所以我们在对来访者进行干预前，一定要把来访者的这些自动想法识别出来。

◎ 修正负性自动想法

如果一位来访者说："我什么都做不好，我很笨。"那我们就可以问来访者："有没有什么证据能证明你真的如你自己所说的那样？"他可能会告诉你："我不会……"但如果你接着问他："有没有不支持你这个想法的证据？"他也能描述出自己曾经有哪些成功的经历。很多负性自动想法其实都是来访者对自己的行为做出的习惯性评判，但他们的判断很可能与事实不符。

抑郁障碍患者往往会让自己功能失调性想法和应对行为形成恶性循环。如果我们能够帮助他们采取恰当的应对行为，形成具有适应性的行为应对模式，他们的负性自动想法就可能被修正，他们就会明白自己应该怎么做。

行为实验让来访者保持开放的态度

设计和实施一个行为实验的重点不在于获得一个特定的结果，评判对与错，而是让来访者具备以更多、更全面的角度看问题的意识和能力，让他们的想法更符合现实，尽量让来访者"必有所获"。

比如，当来访者表述消极自动想法的时候，我们会问来访者"能不能给我一些能支持你这些想法的证据？有没有一些证据反对你的这些想法？有没有更符合现实的想法？""最坏的结果是会发生什么事情？可以说'我能挺过去'吗？最好的结果是会发生什么？最现实的结局是什么？"这类问题都能够帮助来访者从不同的角度看自己的自动想法。

很多人看问题的方式，未必不能反映事实，他们的问题主要在于不能全面地把握事实。很多来访者出于焦虑，会习惯性地将身体上的症状，解释得非常严重。比如有的人从小身体不好，父母很紧张，经常带他到医院看病，他就会渐渐发展出一种非常固定地看待自己身体的方式，认为"只要我身上不舒服，就说明可能面临危险或者灾难"，抑郁的人也是如此。抑郁障碍患者只要情绪不好，就会非常消极，认为自己没有能力，什么都不会。

抑郁障碍是发作性的，如果你接触过抑郁障碍患者，你就知道，抑郁障碍患者不抑郁的时候，看问题的方式没那么消极，对自己也并非完全没有信心。我们通过设计行为实验来检验来访者的想法是不是符合现实的、全面的，帮助来访者以更加开放的视野看待问题，所以做行为实验的重点不在于获得特定结果，而在于让来访者经历一段探寻的历程。所以我经常强调，好奇心是很重要的，会让我们对所发现的东西保持开放的态度。

如何设计和实施行为实验

假如一位来访者一见到异性就很紧张，担心自己表现得不好，我们该如何为他设计和实施行为实验呢？

第一步，写下需要检验的特定自动想法，将其定为假设 A。来访者认为对方可能会看不起自己，甚至讨厌自己。我们将这样的自动想法设定为假设 A。

第二步，写下修正后的想法，将其设定为假设 B。我们和来访者交流支持假设 A 的证据后，还需要问他：能不能告诉我，有没有一些证据不支持你的这些担心？来访者可能会说："他还是愿意跟我交流的，也曾经帮助过我。他跟那个人讲话，可能是因为想要和他交流想法。"然后让来访者将更符合事实的想法写下来，设定为假设 B。

第三步，设计一个实验来验证以上两种假设。验证哪一种假设更符合事实是行为实验的出发点之一。我们需要采用暴露技术，对来访者说："下次再需要和异性接触时，不要随意离开，最好能和对方有言语和目光的交流，尽可能地将注意力放在对方身上，观察这个人对你的态度，与你交流时的方式等，将你观察到的记录下来。"很多患有社会焦虑障碍的患者采取回避的行为模式，不和异性接触。这样的应对行为让他们没有机会检验他们的自动想法是否符合客观的实际情况。采用暴露技术即是为了让他们看到自己的认知歪曲。

第四步，与来访者讨论并解决实验进行时可能会出现的困难。对来访者实施行为实验，几乎都是因为来访者无法面对或不擅长做某些事，所以在实验进行的过程中遇到困难是正常的，来访者很可能无法承受在实验过程中感受到的焦虑。如果我们让这位来访者与异性交谈五分钟，他可能会觉得"度秒如年"，希望五分钟赶快过去，也可能通过低头等寻求安全行为，避免与对方的目光交流。所以我们需要告诉他碰到困难是很正常的，困难出现恰恰表明问题正在被解决。

在实验开始前，与来访者沟通讨论他们可能碰到的困难，他们在碰到困难后可能就没有那么焦虑、紧张、沮丧。

第五步，实验结束后，与来访者讨论收获。我们需要让来访者思考："我从这个实验中发现了什么，学到了什么？""如何将我学到的东西应用于将来的情境中？"来访者需要将治疗过程中的收获带到生活中。

第六步，当来访者的认知有所转变时，询问来访者对以前的问题是否有新的想法。我们可以询问来访者："过去你认为别人可能会看不起你、讨厌你。现在你怎么看待这个问题？"

认知行为治疗非常灵活。理解认知行为治疗的目的是让来访者能够更加灵活、更加全面地看待问题，是我们帮助来访者转换视角的基础。抑郁障碍患者也可能会回避与他人的交往。曾经有一位大学生总是担心别人不喜欢她，所以回避与他人的交往，但是她越回避，别人越没办法了解她，越觉得她不愿意和别人交往，她的心理问题也因此越来越严重。玩过"跳山羊"的人可能都知道，如果总不尝试跳，你就掌握不好跳的方法，总是畏惧。

行为干预是非常有力的，因为很多行为应对模式都是维持和加重患者问题的主要原因。一些来访者对自己问题的领悟看似很深刻，实际上对改善或解决他们的问题可能没什么帮助。如果他们没有真正理解是什么维持或加重了他们的问题，没有做出行为上的改变，他们的领悟就是假性领悟，并不能真正带来改变。识别出滚烫的想法，帮助抑郁障碍患者缓解他们正在体验的痛苦，会让他们获得很大的信心。

◎ 修正信念

一些来访者的中间信念体现着完美主义，他们用高标准要求自己。这是很多人患抑郁障碍的重要原因。受成长经历的影响，很多来访者已经将严格的标准内化，他们总是处在一种非常紧张的状态中，实现了一个目标，就会给自己定下更高的目标。这样的心理模式被我们称为自我击败模式（self-defeat）。

部分强迫自己做事情一定要恰当的人也可能会患上抑郁障碍。他们需要得到他人的认可，常常服从他人的决定，迎合他人的需要，因为他们非常害怕和他人产生矛盾。

还有一些抑郁障碍患者喜欢控制，他们不喜欢意外发生，希望什么事情都按照自己的计划发展，一旦发生意外他们就会很焦虑。

问题是如何修正这些信念呢？大家千万不要直接挑战信念。一些人的信念是比较极端的，如果你直接挑战他们的信念，往往会引发争执，这种无谓的争执会让来访者觉得你一点都不理解他们，不能共情他们。这会破坏治疗关系。

大家可以依照以下步骤尝试修正信念的练习。

识别信念

第一步，让来访者准确地写出信念。

信念本身就有拒绝改变的特点，它们建立在人们过去的经验上，是有事实根据的。因此，改变信念的动力来自当事人自己，我们不太可能从外部改变一个人的信念。

在一个孩子小时候，他的爸爸总是打他，他的妈妈没有能力保护他，这让他产生不安全感。后来他的父母离婚了，这导致他的内心一直有很强烈的自卑感。在学校里，老师会关心他、照顾他。他很聪明，也常能取得好成绩。这让他体会到："只要我优秀，别人就会尊重我，就不敢看不起我。"

如果想要修正这个孩子的信念，我们就要先让他将自己的信念写下来。

第二步，帮助来访者写下"我抱有这样的信念是因为____

_____（这些信念来自哪里？在我的成长经历中，它们是如何被强化的？)"。

我们了解来访者过去的经历，就是为了帮助来访者理解自己的信念是从哪里来的，是如何被强化的。很多来访者知道自己有一些信念，但是他们没有进行深度思考。我们要尊重来访者有这些信念，对他们来说，这些信念存在于他们的成长经历中是非常必要的。他们能够活下来，取得成就，在社会上生存或许都要归功于这些信念。

第三步，写下来访者坚持这些信念的好处。

认为"只要我优秀，别人就会尊重我，就不敢看不起我"的人往往能够取得好的学习成绩，在工作上取得成就。这也让他们觉得自己是有能力的，换句话说，他们的信念维持并加强了他们的自尊。一些治疗师识别出来访者的信念，并了解来访者的信念非黑即白时，就开始挑战来访者的信念，但这样的做法也带有非黑即白的色彩，可能会让来访者感觉"治疗师认为我的信念是完全错误的"。我们要避免采用这样的做法，明白我们的目的不是证明来访者的想法是错误的。来访者的信念是他们的防御机制，具有各自的功能。毫不夸张地说，他们的防御机制事关生死。很多人从小发展成的防御机制对他们的生存是必要的，他们没有这样的防御机制就很可能无法成长。一些人如果没有"只要我优秀，别人就会尊重我，就不敢看不起我"的信念，就不会取得已有的成就。

第四步，写下坚持这些信念，要付出什么样的代价。

来访者的信念形成的防御机制给他们带来很多好处，但同时我们还需要关心，这些信念会让他们付出什么样的代价。

前文案例中提到的大学生告诉我："我发现我现在越来越累，没有特别亲密的好朋友，我所有的时间几乎都用在了学习上，其他人可能尊重我，但是他们并不喜欢我。"此外，他还说："即使我现在的成绩这么好，我拿了很多奖，我还是对自己没有信心。"

来访者可以自己或者在我们的帮助下注意到信念带给他们的消极影响。很多来访者没有改变，是因为他们还没有发现问题所在。我们和来访者讨论就是为了让来访者明白自己要为自己的信念付出什么代价，发展出改变的动机和动力。

心理障碍看似是非常消极的，但事实上，我们常说，心理障碍本身是有其意义的。就像电脑不坏，电脑的主人可能就不会想起来要主动维护一样。很多人不碰到特定事件，都不会主动察觉自己认知模式和行为模式方面的问题。焦虑、抑郁等是我们的身心释放出的信号，这些信号在告诉我们，我们需要改变了。前文中提到的那名大学生就为自己的信念付出了比较大的代价。他牺牲了很多和他人的关系，并且意识到自己越来越累，总是不太开心，拿奖的快乐很快就过去了，还会担忧接下来要完成什么目标才能更好。

第五步，帮助来访者写下"我如何知道某些信念在起作用"。这一步主要是识别来访者是否有非常僵硬、刻板的认知模式和行为模式。

　　那名大学生告诉我:"我很少跟同学一块儿出去玩,那天他们特意叫上我,我就和他们一起去了。他们玩得很开心,我却很自责,因为我觉得我浪费了时间,会很担心我的竞赛成绩因为我出去玩受到影响。如果我的竞赛成绩不好,我会很内疚。"我继续问他:"竞赛成绩不好对你来说意味着什么?"他说:"老师和同学可能会对我失望,他们可能会觉得我不像我平常自己认为的那么优秀。"我接着问:"假设老师和同学对你真的很失望意味着什么?"他说:"那说明我并不是强者,也不优秀,我这个人其实不行。"

　　通过箭头向下法讨论具体事件,我们就可以理解来访者的认知和行为背后的信念,同时,让来访者意识到某些信念一直在影响着他,记录最近来访者的消极生活信念起作用的几个情境。比如考试成绩不好,没有做到最优秀,无法证明自己是个强者,感到很焦虑。

　　第六步,思考信念对情绪、行为、工作、人际关系、当前问题等的影响。那名大学生后来意识到,他的信念让他不断给自己加码,对自己提出更高的要求,影响了他和其他人的交往。

　　那名学生的依恋模式是回避型的(Dismissive),他非常关注自己要独立自主,特别关注自己在学习、工作上要有成就,但往往会忽略人际关系,在人际关系中投入得较少。他的目的就是让自己独立,成为强者,不依赖别人。

发展更具适应性的信念

一些父母发现学习非常努力的孩子患上抑郁障碍或焦虑障碍后，就对孩子没有要求了，这对孩子来说并不是好事，孩子可能会觉得父母不管自己了。这些孩子患上抑郁障碍的关键不在于他们非常努力，而在于他们无法接受失败。在讨论的过程中，那名大学生逐渐意识到，他总是用考试成绩好不好评判自己有没有能力，有没有价值，也就是说他总是将个人的能力、价值和事件捆绑在一起，所以无法接受失败。"考试没考好或者一些事情进展得不顺利并不能证明我不行或者没有能力"就是他需要发展出的信念，这个信念会帮助他形成更稳定的自我意识。

前文中我们已经详细地介绍了如何发展和设计行为实验。对于那名大学生来说，他要实施的行为实验，就是在自己的生活中，加入一些自己感兴趣的活动，并且保证充足的睡眠。他还是需要在自己的学业上继续努力的，但是做一些他感兴趣的事情，比如运动等，也是必要的。这样的改变一开始可能会让他很焦虑，因为这是一种冒险，挑战了他从小到大形成的认知和行为模式。很多这样的孩子对我说："我这么努力都无法取得好成绩，你还让我休息、娱乐？"但其实这样的行为实验会帮助他们形成可持续的发展模式。一方面能让他们学会照顾好自己；另一方面，也能让他们在自己做的事情中做出取舍，让他们更加全面地看到别人对他们的真实态度。参加那么多的项目研究让那名大学生无法承受，他就需要做出合理的取舍，这也让他有机会检验，他没有达到那么高的标准，别人是否真的不接纳他。

千万要记住，如果要改变来访者的信念，就要做好充分的准备。来访者需要我们能共情他们的经历，明白他们的信念是怎么形成的。如果来访者不想改变，或者我们发现来访者没有改变，很有可能是因为他还没有意识到自己的信念和行为模式对自己的影响，还没有产生足以让他改变的动力。

关于抑郁障碍的药物治疗

给抑郁障碍患者用药的依据不是抑郁的程度。如果某位精神科医生是生物学取向的，那么他就会认为抑郁障碍的发病机制是脑内的神经递质代谢紊乱，需要通过药物治疗，即使患者的抑郁障碍是轻度的，用药的治疗效果也会更好。

但是否用药不完全取决于医生，不同的患者对药物的态度不同。有些轻度抑郁障碍患者会自己要求用药，有些重度抑郁障碍患者已经有严重的自杀倾向，但还是拒绝用药。对有强烈自杀想法，行动迟缓，很难与他人有效交流的重度抑郁障碍患者来说，一边吃药，一边接受心理治疗的效果可能会更好。

有些患者虽然同意接受药物治疗，但并没有理解药物治疗。他们仔细阅读药物的说明书后，担心药物的副作用太大，又不向治疗师表达自己内心的疑惑和一些抗拒想法，往往回家后不按照治疗师的建议吃药，要么减少药量，要么不吃。

我们需要针对用药的问题做好患者的心理教育，告诉患者为什么需要用药，这些药物为什么可以帮助他，用药可能会出现的副作用有哪些。知情同意对保证治疗效果是很重要的。如果患者能清楚地了解药物会产生什么副作用，这些副作用对他的影响有多大，他感到的威胁就很可能不那么大了。

当然，最后的决定权在患者手里。如果患者拒绝接受药物治疗，我们会尊重患者。

第 10 讲
焦虑障碍的认知行为治疗

　　焦虑障碍是非常常见的，主要包含广泛性焦虑障碍、惊恐障碍、恐惧症、疾病焦虑障碍等。恐惧症中包括广场恐怖症、社交焦虑障碍（社交恐惧症）、特定恐怖症。广泛性社交焦虑障碍在 20 世纪 80 年代才进入诊断标准，是被认识得比较晚的，我们很难在诊室里看到来主动就诊的广泛性焦虑障碍患者，因为医院也是会让他们产生焦虑的社交场合。

焦虑障碍患者的共同特征

▶ 夸大威胁

　　作为认知行为治疗师，我们需要区分恐惧和焦虑。两者的含义有交叉，也有不同。

　　恐惧主要是指迫在眉睫的威胁出现在我们眼前时，我们产生的情绪体验。比如一个野兽朝你扑过来时，你产生的情绪体验就是恐惧。令我们产生恐惧情绪的威胁通常是具体的、特定的。

焦虑则主要是指我们预测将来可能会出现的威胁时，产生的情绪体验。

在某种程度上，我们因预测未来而产生适度的焦虑，有助于我们生存、表现得更好，正所谓"人无远虑，必有近忧""预则立，不预则废"，我们提前做准备就有可能规避风险。但我也曾在一本书中看到"焦虑是智力的阴影"的说法，我们对未来的预计很可能与事实并不相符，我们认为会出现的危险可能不会出现，或者即使出现了，危害程度也不像我们想象的那么大。

很多来访者早年的不良成长环境和体验使他们的内心不安，产生夸大威胁的倾向。比如有的来访者总担心："别人会不会觉得我的演讲很糟糕。""他们是不是觉得我很傻。""如果我考得不好的话，他们会不会觉得我很差。"这些就是他们在焦虑状态下夸大了一些事件的威胁。

▶采取不恰当的行为

焦虑和恐惧会使人的生理发生变化。帮助来访者理解他们的生理反应，是缓解他们焦虑的重要步骤。

我们一般说的内分泌轴包括下丘脑—垂体—肾上腺轴和下丘脑—垂体—性腺，下丘脑—垂体—甲状腺轴。跟焦虑和恐惧密切相关的，是下丘脑—垂体—肾上腺轴。眼前的危险和我们的大脑预计将来可能会出现的危险信号都会经过大脑的杏仁核处理，发送给下丘脑。下丘脑释放"促肾上腺皮质激素释放激素（CRH）"，它会作用于垂体，使其释放"促肾上腺皮质激素（ACTH）"。促肾上腺皮质激素刺激肾上腺皮质，使其合成和释放大量的皮质醇（肾上腺皮质激素中的一类）。皮质醇会提高血压和血糖，并将脂肪酸转化为可供使用的能量。

除了引发内分泌轴的反应外，下丘脑接收到危险信号时，还会通过交感神经系统作用于肾上腺，使肾上腺释放大量的肾上腺素和去甲肾上腺素。肾上腺素和去甲肾上腺素进入血液会起到如下作用：使内脏血管收缩力更强，心跳加快，给肌肉输送更多的血液；使呼吸加快，小气道①的气体交换加快，给人体提供大量氧气；使瞳孔放大，有利于观察危险；等等。

以上提到的皮质醇引发的反应，肾上腺素和去甲肾上腺素引发的反应，都是为了人在面临和应对危险时，快速动员身体能量，为做出即刻反应和剧烈的肌肉运动做准备，这些反应被称为战斗或逃跑反应（fight-or-flight response）。有的人一感到威胁，供应大脑的血管就会收缩、痉挛，导致短暂的大脑供血不足，感到头晕，这也是战斗或逃跑反应。多汗、视力模糊、失眠等症状也可能是恐惧、焦虑引发的生理反应，不代表器官出现问题。

---

① 管径≤2mm的气道。包括细支气管和终末细支气管。其特点是总横截面积大、阻力低、气体流速慢。（《呼吸病学名词》）

人们对恐惧这种情绪的应对方式很简单，威胁就在眼前，快速地或战或逃，由不得我们多思考。而焦虑比恐惧带来的情绪和应对行为更复杂，因为焦虑和认知的联系更密切，预计未来会出现危险是一种判断。预计的危险到底会不会出现，可能出现的危险会产生多大危害等都是我们可能会思考的内容。

为了缓解这些问题引发的焦虑和不适的生理反应，焦虑障碍患者常采用功能失调的、非适应性的（non adaptive）应对行为——回避行为。对于他们来说，回避行为会维持和加重他们的症状。他们回避之后，就没有机会去检验他们预计可能出现的危险到底会不会出现，如果危险会出现，危害到底有多大。患有焦虑障碍的来访者几乎都存在这样的问题。

健康焦虑及两种相关焦虑障碍

焦虑障碍的发病机制非常复杂。患者承受不确定性的能力一般都比较弱，他们患上焦虑障碍可能受遗传性因素的影响，同时不良成长经历塑造的非安全型的依恋给焦虑障碍患者带来的影响非常大，他们从小到大的成长环境和经历决定了他们的焦虑朝哪个方向发展。比如，一个孩子在社交场合中被人笑话、羞辱，他的焦虑就可能与社交场合建立条件联系，他就可能对与人交往产生焦虑。

▶ 健康焦虑

健康焦虑（health anxiety）的发展同样受人们成长经历的影响。小的时候，家长对疾病表现得过度紧张，目睹过家人因为生病而遭受痛苦，或者自己因为生病而承受痛苦，都可能会让我们对疾病非常敏感。长大成人后，一些刺激性的事件可能就会激活我们早年的一些不良信念。比如，某个人的父母对待疾病过分敏感，他稍微有一点不舒服，父母就紧张得不得了，经常带他去医院。在这样的成长环境中，这个人就可能会发展出一些让自己感到很不安全的信念。比如，如果身体有什么不适，就可能意味着患上了非常严重的疾病，意味着灾难。长大以后，如果他自己或者他的亲友突然生严重的疾病，可能就会激发出他早年形成的信念，从而对自己的躯体过分关注，无法承受不确定的躯体疾病危害。

大家可能都曾对自己的健康状况感到焦虑，但每个人的焦虑程度不同。有的人认为有一点不舒服可以忽略不计，有的人有一点不舒服可能就特别紧张。来访者如何解释和对待自己躯体的不适，比如感冒、发热、拉肚子等很重要。

有位来访者说："我每天晚上洗澡时都要检查身体，看身上有没有什么异常，有没有新长出来的斑、痣之类的。昨天晚上我发现身上有一个小肿块，我怕得要死，担心自己是不是得了癌症。我想确认一下，就把它弄破了，今天早上我发现那里变大了，发红了，我更紧张了。"

这位来访者自己将小肿块挤破，就是不能承受不确定性的表现，但因为这一表现导致肿块感染，让他更加担心形成恶性循环。可见功能失调的认知和行为会维持和加重焦虑。

适度的焦虑会帮助我们寻求恰当的医学诊断和治疗方式。但是适应不良的焦虑可能会损害我们的社会功能。

▶躯体症状障碍

躯体症状障碍没有被归类到焦虑障碍里，但焦虑是其发病时的主要症状之一。在《精神障碍诊断与统计手册（第五版）》中，旧称的"躯体形式障碍"被改为"躯体症状障碍"。躯体症状障碍的诊断标准：

（1）一种或多种躯体症状，使个体感到痛苦或导致其日常生活受到显著破坏。大多数患者都有多种躯体症状。

（2）与躯体症状相关的过度的想法、感觉和行为，或与健康相关的过度担心。表现为下列至少一项：

①与个体症状严重性不相称的或持续的想法。

②有关于健康或者症状的持续焦虑。

③过多的时间和精力投入到对这些症状或健康的担心上。

他们会过度担心症状的严重性，或者有很多不舒服的感觉，担心症状没有完全表现出疾病的严重程度。他们的社会功能受损，可能无法专心工作，进行正常的社会交往。躯体症状障碍患者的躯体症状较难治愈。这样的病人往往拒绝心理学的解释和帮助。他们的症状涉及各个人体系统，比如胸闷、大便不规律、尿急、尿频等。他们反复求医，想消除这些症状，倾向于服用很多药物，有时甚至会滥用药物。

▶疾病焦虑障碍

疾病焦虑障碍，也叫疑病症。在《精神障碍诊断与统计手册（第五版）》中，疾病焦虑障碍的诊断标准为：

（1）患有或者获得某种严重疾病的先占观念。

（2）不存在躯体症状，如果存在，其强度也是轻微的。如果存在其他躯体疾病，或有发展为某种躯体疾病的高度风险（如，存在明确的家族史），其先占观念显然是过度的或不成比例的。

（3）对健康状况有明显焦虑，个体容易对健康感到警觉。

（4）个体有过度与健康相关的行为（例如，反复检查他／她的躯体疾病的体征）或表现出适应不良的回避（例如，回避与医生的预约和医院）。

（5）疾病的先占观念已经存在至少六个月，但所害怕的特定疾病在此段时间内可以变化。

（6）与疾病相关的先占观念不能用其他精神障碍来更好地解释，例如，躯体症状障碍、惊恐障碍、广泛性焦虑障碍、躯体变形障碍、强迫症或妄想障碍躯体型。

与躯体症状障碍患者不同的是，疾病焦虑障碍患者的担忧主要来源于先占观念，而不是来源于症状。他们担心自己会患上某种严重的疾病，比如肝炎、心脏病，甚至癌症、艾滋病等。恐癌症就可视为疾病焦虑障碍的一类。

先占观念并不是妄想，而是受情绪支配，对某种事物非常顽固的看法。有先占观念的人难于接受医学保证。大家或许听过"疑人偷斧"的故事：有个人的斧头找不到了，他认为是邻居的孩子偷的，于是觉得那个孩子的走路姿势、神色、说话的语气都像是偷了斧子，就更觉得那个孩子偷了他的斧子，没过几天，他在土坑里发现了自己的斧子，才意识到自己错怪了那个孩子。这就是受了先占观念的影响。

疾病焦虑障碍患者的先占观念是一种认知歪曲，是没有根据的，他们的行为模式是为了处理他们的焦虑，但也与他们歪曲的认知共同维持和加重他们的焦虑程度。

从认知特征、生理反应特征、疑病性的担忧、应对行为四个角度看，疾病焦虑障碍的临床特征主要包括：

（1）认知特征。

①疾病信念（disease conviction）：认为自己患有严重的疾病。

②疾病先占观念（disease preoccupation）：反复出现的关于疾病或死亡的想法和意向。

③对躯体变化过度警觉。过度警觉可能会使我们注意到过

多的躯体变化，失去对躯体变化的正常判断，也就相当于我们的感知能力下降。

④难以接受医学保证。

（2）躯体特征。

①与焦虑相关的生理反应，也就是植物神经功能反应。比如心慌、头痛、头晕、胸闷、肌肉酸痛、尿频、尿急等。

②错误解释良性的躯体变化和感觉，比如长斑、有轻微痛感等。如果斑点没有不断扩大，不影响身体健康，痛感的产生没有病理性的原因，我们是不需要过多关注的。然而很多来访者都特别关心这些身体变化，我们将这种现象称为良性不适。

（3）疑病性的担忧。

①担忧当前患病。

②担忧将来患（染）上疾病。

③对暴露在相关的刺激前感到焦虑和恐惧。

（4）应对行为。

①反复检查自己的身体。

他们对自己的身体总是缺乏安全感，过分关注。除了自己身体状况的变化外，一些外界的变化，比如同事、朋友、家人等，因为生病突然去世也会让他们承受很大的刺激。

有位患者担心自己患上肺癌或者支气管癌，咳嗽或者吐痰时会特别留意纸巾上有没有血。有的时候支气管炎或者上呼吸道感染会引起毛细管扩张、破裂，痰里也会带点血，但是只要他咳出一点血，他就非常焦虑。他越焦虑，越关注自己是否要咳嗽、病情会不会变得非常严重。

大家可以做一个实验，你关注一会儿自己是不是要咳嗽，就会发现喉咙开始有点痒，你将注意力放在头皮上，不到一分钟，你可能就会觉得头皮发痒。这位患者其实想缓解自己的焦虑，让躯体疾病症状消失，他的担忧是想给自己更多安全感。但是他过于担心自己患上严重疾病，经常咳嗽，反而让病情加重。

②反复要求医学检查，带来很多继发性问题。

一些患者的患病症状相同，但是所患的病和致病原因不同。患者怀疑自己有心血管疾病，医生检查后发现患者的心血管没有问题，可能就会让患者去神经内科做检查。如果神经内科医生没有发现问题，可能就会让患者去内分泌科检查。有的患者针对一些对身体无碍的检查结果进行猜测，就会让自己愈发焦虑。其实我们很多身体上的变化只是因为年龄的增长出现的。

③向医生、家人等寻求保证，不断地确定自己没有患上某种疾病。

④通过上网等方式，查阅医学信息。

如今在网络上查阅资料非常方便。很多心理疾病患者和躯体疾病患者都会上网查资料。有研究显示，部分上网查资料的患者病症加重。患者因为对病情感到焦虑，上网查资料时意识不到自己的注意力偏差。他们常常只关注那些危险信息，很难对自己的健康状况做出客观的判断。何况网上的很多医学信息是没有经过认证的，可能不准确。他们越看越紧张，越看越焦虑。

⑤回避与疾病相关的刺激。

有些老年人即使躯体症状很严重也不愿意去医院，就是因为回避能带给他们安全感。

我们在进行治疗的过程中，要特别注意疾病焦虑障碍患者的行为模式。患者往往会拒绝心理学上的帮助，所以治疗他们是非常困难的。我们需要详细地评估他们在行为上如何处理和缓解自己的焦虑，如果能够比较早地给予轻度、中度或病程比较短的疾病焦虑障碍患者一些行为干预，可能会取得较好的效果。

除了第五点是回避行为以外，前四点都是寻求安全行为。有些患者患疾病焦虑障碍十几年没有缓解，多半是因为回避行为、寻求安全行为和回避心理。大家在学习认知行为治疗的过程中，一定要让自己成为好老师，让患者理解自己的认知和行为如何维持和加重焦虑。你问这些疾病焦虑障碍患者他们没检查出来疾病，为什么还要反复检查。患者很可能会告诉你："就是因为我这么小心，灾难才没有出现。"他们会举有人突然被查出患病的例子，说他的某个朋友突然被确诊患上了癌症，不断地确认自己没有患病。这种做法从短期来看可以给他们提供一些确定感，但是从长期来看，会损害患者承受不确定性的能力，剥夺他们检验自己的担忧和现实在多大程度上一致的机会。

患者充分理解这一点，才可能产生改变的动机和动力。将自己暴露在不确定性中对患者来说非常冒险，所以做好心理教育很重要。因为心理教育的目的就是给患者提供做出行为改变和敢于暴露的动机。一些患者不能配合治疗师坚持暴露的重要原因之一，就是治疗师的心理教育工作做得不够充分，没有帮助患者真正理解病情维持和加重的原因。认知行为治疗操作性非常强，大家在实践中还可以参考《心理障碍临床手册》，边做边学。

疾病焦虑障碍的发病机制

男性和女性的疾病焦虑障碍患病率相当。在普通人群中，疾病焦虑障碍的终身患病率是 1%~5%，这个比率是不低的。这些患者的疾病焦虑障碍往往容易慢性化，他们相信自己有很严重的躯体疾病，到医院却很可能什么都检查不出来，但又不承认自己有心理问题，不愿意接受心理治疗。随着心理咨询、心理治疗、心理教育的推广，我在门诊里接诊的疾病焦虑障碍患者已经开始有增多的趋势。

▶ 疾病焦虑障碍的相互作用因素

◎ 影响检测身体变化或感觉的环境因素

一个人能够觉察到自己的身体有一些不舒服往往跟环境有关。我们在忙的时候往往会忽略对自身的关注，但当环境安静下来，比如在睡觉之前，我们就更容易注意自己的身体，从而更容易感受到自己身体的不舒服。

◎ 生物学因素——躯体感觉的刺激

躯体感觉的刺激往往跟植物神经唤醒有关系。一些人站起来头晕的程度就和植物神经的敏感程度有关。每个人的植物神经敏感程度不一样。有的人对温度很敏感，很容易出汗；有的人对气压很敏感，容易感到胸闷。这样的差异导致很多人容易察觉到躯体的变化和感觉，但是很多变化都是良性的。

◎ 功能失调性信念

因为早年经历形成的信念或者对遗传因素的担心，一些人会对自己身体的良性变化或感觉做出灾难性的解释。

曾经有一位患者告诉我，在他小时候，他的爸爸经常惊恐发作，每次爸爸都会打 120，让救护车把自己接走。他小时候总会担心爸爸是不是回不来了。在他的信念中，身体不舒服是非常危险的，意味着患上严重的疾病，而且很难治愈。一些疾病焦虑障碍患者看到身边人的遭遇，还会形成"如果我病了，就没人管我了"的信念。

部分患者对医学检查有很多不切实际的信念，认为现在的医学技术能够查出任何疾病，所以当去医院检查无果时，他们会反复地确认自己有没有患上严重的疾病。一些患者得到的答案是"没有"后，会认为医生不负责任，不可信，于是再找另一位医生求诊，变得越来越焦虑甚至愤怒。他们对疾病过分关注的时间会延长，变得非常具有依赖性，缺乏自主性。

对生理变化灾难性的解释会导致人出现健康焦虑。大家需要注意，出现健康焦虑不等于患上疾病焦虑障碍。几乎每个人都有过健康焦虑，但大多数人不会过分关注，其焦虑状态过一段时间就过去了。大家再出现健康焦虑时，也可以尝试觉察自己有没有一些灾难性的想法。

◎ 由于过分紧张、焦虑而出现的行为应对

反复检查身体，过分关注躯体健康等，都是由于过分紧张、焦虑而出现的行为应对。

反复到医院检查会带来多元性的问题。检查结果的假阳性，以及对人体正常机能没有影响的躯体变化，都可能会让患者更加焦虑。

健康焦虑的评估

我们不能因为患者心中的焦虑，忽略他们真实存在的躯体疾病。必要的医学检查还是要做的，但一般来说，绝大多数身体不舒服的患者都不会首选心理科或者精神科做治疗。大多数到医院心理科或精神科求助的疾病焦虑障碍患者已经做完了该做的躯体检查，一些患者甚至已经做了很多遍。

在评估令患者担忧的躯体变化或感觉后，我们需要识别出患者的功能失调性信念和他们对这些信念的相信程度，帮助患者理解他们从小到大的成长经历为什么会让他们形成灾难性的信念，明晰他们的焦虑是如何发展的。

有的时候来访者可能意识不到自己的某些行为属于寻求安全行为。当来访者没有主动表述进行诊断所需要的信息时，我们就需要特意问来访者是否每天都特别关注自己的身体，怎样处理自己的焦虑，是否时不时就要检查一下身体。

此外，在做评估的时候，要注意判断疾病持续的时间。病程越长，来访者的自我功能受损就越严重，承受不确定性的能力就越差，治疗起来就越困难。我们需要在正式干预前，整体把握患者的情况。

第 11 讲
强迫症的认知行为治疗

强迫症也和焦虑有关。强迫症的患病率逐年增加，强迫症对人社会功能的损害非常大，上海已将强迫症纳入居民大病保险范围内。对焦虑障碍患者和强迫症患者都需要用暴露加反应预防的方法治疗。

强迫症的临床表现

强迫症的症状主要是强迫思维和强迫行为。强迫思维的英文是 obsession，这个单词也可以翻译成挥之不去的、困扰人的想法。强迫行为的英文是 compulsion，也有冲动的意思。我们一般将强迫症简写为 OCD（obsessive-compulsive disorder），也就意味着强迫症患者会有强迫思维和强迫行为。

▶ 强迫症患者的思维

◎ 不同主题的强迫思维

强迫思维有许多主题，主要来源于强迫症患者对各种事物强迫性的担心、怀疑，所以有时候我们也将强迫思维称为强迫性怀疑：

（1）怕脏 / 污染。

有的患者总是担心会因为接触病毒、细菌、真菌、体液、放射物等患上严重的疾病。

（2）担心威胁 / 伤害自己或他人。

有的患者会担心自己控制不住自己，伤害别人，尤其可能伤害自己的亲人、朋友等，这样的强迫思维也被称为强迫意向；有的患者会担心自己的疏忽可能给自己和家人带来灾难性的后果，比如担心门没锁好，窗户没关好，家里被洗劫一空，或者没有关好水龙头，家里"水漫金山"；等等。

（3）过度追求对称和精确。

有的患者要求鞋带的左右两端必须对称，桌子上的物品所在的位置必须精准等。

（4）无法接受性。

有的患者脑海里会冒出很多他们不能接受的想法。比如他们脑海里总是出现一些异性生殖器的画面，或者和别人发生性关系的画面等。还有一些患者与别人面对面时，总觉得自己好像在用余光看对方生殖器的部位。这让他们感到很痛苦，觉得自己很下流，而且道德感越强的人，越会因为这些症状感到痛苦。

（5）与宗教有关的担心。

虔诚的信徒脑海里出现对神明不敬的话会让他们焦虑，感到罪过，担心自己会受到惩罚。

············

前两个主题是强迫思维中最常见的。强迫思维的内容高度个体化，受个人经历、社会文化、重要事件的影响。比如一个人曾因细菌感染而生过病，就可能患上强迫症，反复地做清洁工作。

◎ 强迫思维的核心特征

（1）侵入性。

这一特征往往会让患者产生内心冲突，打扰他们集中精力思考或者做一件事情，因为他们可能不得不让自己当下的思维和动作停下，去处理那些让他们感觉不舒服的想法。

（2）威胁性。

染上重要的疾病，没有关好门窗等想法对强迫症来说都是非常严重的威胁。大多数来访者都能够意识到这种担忧。

（3）引起自我不一致。

大多数强迫症患者都能感觉到自己的担心和怀疑是过度的。他们能够意识到强迫思维让他们有自我不一致感。

除了以上三点外，强迫思维还具有令人无法接受、无法控制、主观痛苦等特征。

然而大概有 5% 的强迫症患者坚信他们的强迫思维和强迫行为是必要的。我们将他们的这部分观念叫作超价观念（overvalued idea）。强迫思维、超价观念、妄想是思维内容障碍 [1] 中的三类，超价观念还没有达到妄想的程度，是一种孤立的、顽固的信念，会影响或主导患者的生活和行动。虽然有超价观念的患者的自我是一致的，认为自己的强迫思维和强迫行为是必要的，但只要他们的症状符合强迫障碍的诊断标准，依然会被诊断为强迫障碍。对这样的患者进行认知行为治疗非常困难。

◎ **不情愿的侵入性想法转化为强迫思维**

不情愿的侵入性想法（unwanted intrusive thoughts）是我们大多数人都会体验到的。大家需要注意，我们不要把日常生活中出现在我们脑海中的不情愿的侵入性想法和强迫思维混淆。

估计很多人都有过这样的体验：在下楼的过程中或者已经到楼下时，突然冒出"我有没有将门关好"的想法。有些人可能在爬山的过程中站在悬崖边上时，突然冒出"我会不会控制不住自己，跳下去"的想法。我们将这类想法称为不情愿的侵入性想法。这类想法会打断我们正在进行的思考和活动，我们难以控制它们的出现。但它们是来自我们自己内心的想法，而强迫症患者的强迫思维更像是外力强加给他们的。

---

[1] 思维形式保持正常而思维内容明显异常的一种精神病理状态。（《精神医学名词》）

不情愿的侵入性想法和强迫思维的差别在于：

（1）两者的强迫程度不同。

我们一般会认为，不情愿的侵入性想法只是一种想法。虽然这样的想法也会让我们焦虑，但大多数人不会因此做出过度的反应。强迫思维更具有威胁性。

（2）人们对两者的评价不同。

强迫症患者对不情愿的侵入性想法中事件危险程度的评估比一般人高，在他们的强迫思维中，出现危险的可能性非常大。基于此，他们往往会采取一些功能失调的应对行为。

也就是说，不情愿的侵入性想法和强迫思维之间主要差别不在于内容，而在于体验到不情愿的侵入性想法的人是否能控制它们，如何看待、评价、应对它们。一般健康的人明白不情愿的侵入性想法只是想法，不会把它们看成马上就要发生的危机，不会过度歪曲它们，也不会做出不适应的应对行为。而强迫症患者总将不情愿的侵入性想法看得过分严重，认为它们非常具有威胁性，或者认为那些想法很快就会成为现实。因此，不情愿的侵入性想法变得更加突出，出现得更加频繁，让患者感到失控。失控感增加了患者的焦虑，让他们想要加强对想法的控制，恶性循环就形成了，不情愿的侵入性想法就逐渐变成了强迫思维。

▶ 强迫症患者的行为

◎ 强迫行为

除了强迫思维外，强迫症患者的另一个重要表现就是强迫行为。

强迫行为的特征：

（1）反复刻板的主动行为。

（2）来自主观的压力或冲动。

（3）自主控制感下降。

（4）目标是预防或防止可怕的或者令人痛苦的事件出现。

强迫思维和强迫行为之间有紧密的联系。强迫症患者感受到的压力主要来自焦虑，而焦虑主要来自强迫思维。为了缓解这种压力，他们会采取强迫行为，也就是他们心中的寻求安全的行为。

许多强迫症患者的强迫行为都是反复清洁或反复检查。比如他们会反复洗手、洗衣服、洗澡，反复检查门、窗、抽屉、煤气阀门、水龙头等有没有关好，电话、笔记本等桌子上的物品有没有摆好，或者鞋子摆放得是否对称。而有些强迫症患者会有强迫性迟缓症状①，比如出门前需要用很长时间整理物品等。

强迫症与其他精神障碍在同一个患者身上出现的共病现象并不少见。比如一些有边缘型人格障碍的患者，无法承受自己

---

① 其主要特点是过分追求规则与细致，患者每天要花上几个小时来完成洗脸、刮胡子、刷牙、穿衣服等生活作业。

的强迫思维，可能会用撞墙等自残行为，缓解自己的痛苦。

◎ **中和反应**

中和反应（neutralization）是一种更加广泛、灵活的应对强迫思维的方式。比如在强迫症早期，患者还非常在乎别人的看法。有的患者会觉得："我反复地洗手，别人肯定认为我很怪。"所以他可能不会马上去洗手，而是在心里反复跟自己说："我回家要好好洗手。"如果他去洗手了，他可能还会想象自己把整个手臂都洗得很干净的画面。在心里反复地跟自己说话、想象应对方式就是中和反应。中和反应虽然以思维的形式出现，但本质上是为了处理强迫思维而出现的内心动作，所以我们将其看作应对行为。

强迫行为是外显的、反复的、刻板的、固定的应对行为，较容易识别，而中和反应是隐蔽的。对治疗师来说，尝试理解和识别患者比较隐蔽的应对行为是非常重要的。

◎ **回避行为**

强迫症患者也会做出明显的回避行为。比如一些强迫症患者害怕得艾滋病，不敢去医院，即使到了医院也不坐诊室里的椅子。有的强迫症患者还会离垃圾桶很远，认为垃圾桶里的脏东西都会被吹到他的鼻子里。

强迫症患者通常会通过这几种应对行为消除很可能不会出现的危险，但这些也会妨碍他们证明自己认为可能出现的危险到底会不会出现。从某种程度上说，他们在强化危险出现的可能，以此给自己提供安全感。

强迫行为和强迫思维在强迫症患者身上一般是同时出现的。如果某个人能够承受自己的一些想法带来的焦虑，不做出强迫行为，一般就不会患上强迫症。

▶ 患病原因

强迫思维和强迫行为是功能失调性的，会维持和加重强迫症，那么导致一个人患上强迫症的原因是什么呢？

一些研究表明遗传因素是引发强迫症的原因之一。有些人承受不确定性的能力比较差，他们在患上强迫症之前就有这样的特点。

另有研究发现，回忆表象困难是引发强迫症的一个原因。回忆表象（representation）会给我们带来确定感，很多人问自己"我有没有关好门"时，都会回答"关好了"。我们是如何记得自己关好门的呢？我们可能记得自己拉了拉门，或者听到了门上锁的"咔嗒"声，我们相信这些记忆中的表象，然后确定门关好了。等我们回家时，发现门果然是关得好好的，就会对自己脑海中的表象更加信任。而回忆表象对强迫症患者来说是有困难的，表象的不确定性也增加了他们的焦虑。比如一个强迫症患者刚出门不久，就会突然怀疑自己有没有关好门。

遗传因素及回忆表象困难，再加上很多生物、心理、社会方面的综合因素会导致强迫症发病，也就是说导致一个人患上强迫症的因素很复杂。

关于强迫症的认知行为理论

给强迫症患者做治疗不是一件容易的事情，需要考虑强迫思维和强迫行为的特征。

认知行为治疗评价理论（见图 2-1）就是强迫症发生、发展模式的认知行为治疗理论。强迫症的发病肯定是有触发刺激的，比如突然看到或者接触到他认为有危险的东西。

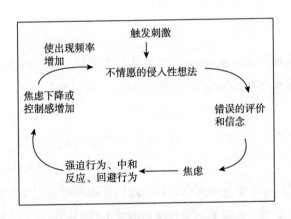

图 2-1　强迫症的认知行为评价理论

强迫症患者有时会有一种魔术性思维（magic thinking）。

比如有的强迫症患者认为，风会将离他很远的垃圾桶里的脏东西吹到他的鼻子里。

受触发刺激的影响（比如关门等），患者头脑中就会冒出一些不情愿的侵入性想法。他们对此的错误评价使之转化为强迫思维，引发他们的焦虑，促使他们采取强迫行为、中和反应或回避行为。但是即刻的焦虑下降或控制感增加，导致他们认为危险会发生且危害性大的想法被强化。

▶ 强迫症的认知理论：夸大责任模式

保罗·萨尔科夫斯基斯建立的夸大责任模式（责任加重模式）可以帮助我们理解强迫症患者的认知模式。

强迫症患者体验到的不情愿的侵入性想法会让他们夸大自己要承担的责任。有的时候一些不好的事情确实和我们的疏忽有关，虽然我们做点什么很可能会改变事情的结果，但事情的结果并不是我们直接造成的。

比如你和一些同学在一个教室上课。下课之后，大家都向教室外面走。你看到门口有一块木板，木板上有一个钉子。但是你忽然想起自己还有急事，就很匆忙地往外跑，没有把木板捡起来。等到同学们再坐在一起上课的时候，你听说有人不小心踩到了那块木板上，把脚扎伤了，你感到很内疚。你可能会想："当时我把它捡起来就没事了。"你的疏忽确实影响了事件的发展，但这件事的直接责任人并不是你，木板不是你扔的。

强迫症患者总是把疏于担负的责任等同于直接造成事件发生的责任。这就是一些患者要反复检查的原因。我常对有这类强迫行为的强迫症患者说："你们总是用一百倍的努力处理那万分之一的可能。"

萨尔科夫斯基等一些研究强迫症的学者发现，对孩子进行过分严厉或者泛化责任的教育，会使孩子有夸大责任的强迫思维倾向，将自己的一些想法和现实等同起来。他们可能因此抑制自己的想法。但实际上，我们没有主动寻求的想法也可能会突然在我们的脑海中冒出来，我们无法抑制它们的出现，那些想法可能是危险的或不道德的，但我们越想控制它们，它们可能越明晰。

治疗师跟强迫症患者开玩笑时一定要让他们感觉到善意，否则他们会感觉治疗师在嘲笑他们，会认为他们自己真的不好，治疗关系就会被破坏。

在精神分析理论中，强迫症患者内化了非常严厉的标准，引发他们本我和超我的冲突，而他们的自我功能无法承受由此带来的焦虑。所以他们想要控制那些标准带来的想法，缓解内心的焦虑。但这种控制不仅无效，反而会增加不情愿的侵入性想法出现的频率。

我一般会帮助来访者做这样一个实验，让他们体会控制自己想法的效果：

想象一个自己熟悉的且特征明显的动物，如大象、骆驼、斑马等。两分钟内都要努力让这个动物形象停留在你的脑海里，不要让它消失。如果它消失了，要向我举手示意，然后再让这个动物重新回到你脑海里。通过实验，我发现很少有人能让这个动物一刻不停地在自己的头脑内停留两分钟。

上一种尝试结束后，再做另外一种尝试——两分钟之内努力地让自己不要想刚才想的动物。这也是非常困难的，我们越努力地不让自己想，就越可能事与愿违。

通过这个实验，我们可以帮助来访者意识到，控制自己的精神活动有时只是愿望。我们越想遮掩工作，不情愿的侵入性想法就可能变得越突出，出现得越频繁，会让强迫症患者越感觉到失控。失控感增加患者的焦虑，让他们想加强对想法的控制，恶性循环就形成了，不情愿的侵入想法逐渐变成了强迫思维，过分控制会维持强迫思维。

▶ 强迫症的行为理论：恐惧—逃避两阶段理论

强迫症的行为理论是以奥维尔·霍巴特·莫瑞尔的恐惧－逃避两阶段理论（双因素模式）为基础的。

第一个阶段就是经典条件反射建立强迫性恐惧阶段。

某个人患有强迫症之前，每次做饭后将煤气阀门关上这个动作并没有让他产生焦虑或恐惧。某一天，他突然听说邻居家煤气泄漏，幸亏有人及时发现，那家人才脱离了危险。那天以后，他关煤气阀门需要的时间越来越久。

过去，煤气阀门对他来说只是一个中性刺激，但没有关好煤气阀门就可能给全家人造成伤害的想法这个非条件刺激和煤气阀门这个中性刺激结合后，煤气阀门就转化为条件刺激，经典条件反射建立起来，强迫性恐惧就形成了。

第二个阶段是强迫行为、中和反应、回避行为等被负性强化的阶段。担心煤气阀门没有关紧会让这个人产生焦虑感，所以他会反复地检查，缓解自己的焦虑。他关一次煤气阀门后，检查的次数越来越多，检查的时间越来越长，反复检查这个行为就被负性强化了。

第二阶段现象的原理也可以帮助我们理解，为什么一些强迫症患者的症状会越来越严重。强迫行为、中和反应、回避行为被不断负性强化后，患者的问题更加严重，他们承受不确定性的能力越来越差，越来越没有机会检验如果不做出强迫行为、中和反应、回避行为，危险到底会不会出现。

强迫症的认知行为治疗评估

诊断是以症状为基础的评估。对强迫症患者进行认知行为治疗，首先要进行以症状为基础的现象学诊断评估。我们需要知道患者的强迫行为、强迫思维，以及两者持续的时间和严重程度等。当然我们还要通过五因素模式对患者症状持续和加重的模式进行评估。比如什么样的强迫思维导致患者出现了焦虑，患者为了缓解和处理焦虑或避免灾难的发生，采取了什么应对行为。评估后才能进行强迫症认知行为治疗的案例概念化。

▶ 强迫症认知行为评估的困难

给强迫症患者做评估往往会碰到很多困难。

首先，患者可能没有意识到自己已经习惯的强迫思维和强迫行为等。对于病程比较长的患者来说尤其如此。有些患者者的应对行为可能是比较怪的。

其次，强迫症有很高的共病率，强迫症患者往往还会有焦虑障碍，比如广泛性焦虑障碍。

强迫症患者症状不稳定，变化多样。临床经验不丰富的治疗师面对强迫症患者有稀奇古怪的强迫思维时，甚至会担心患者是不是有分裂症。

我曾经接触过这样一个孩子。他总是会不断地担忧，比如他会担忧他的父母会不会是假的，他们会不会哪天突然不在了，很多医生都怀疑他患上了分裂症，但他其实患上的是强迫症加焦虑障碍，是经验帮助我做出合理的评估。

很多强迫症患者有焦虑障碍，所以我们在评估的时候会用到一些量表，要求他们用 0~5 分表达每种现象在自己身上的程度。但由于一些强迫症患者会过分注重量表评估结果的准确性，往往会在选择症状出现的频率时纠结很久，评估过程也会变得非常缓慢。他们总是担心自己写错了，担心医生会因此认为他们病得很重。好不容易把填写完的量表交给医生，他们可能又会开始问："我会不会写错了，你能不能把它拿过来，再让我看一眼，检查一遍。"可见，评估有时会引发患者的焦虑。

作为治疗师，我们需要积累经验。给不同的患者评估时，我们要面对的困难程度也不同。比如在评估之前，我们可以给患者做一些心理教育，告诉他们："最重要的是你的第一感觉，填写量表不需要反复思考，也不要过分追求准确，不用担心通过量表测试出的结果会影响医生对你的诊断。"通过这样的心理教育，鼓励患者承受一些不确定性。

▶依据五因素模式进行情境分析

情境分析对建立焦虑等级、发展认知行为治疗计划，以进行暴露加反应预防非常重要。

通常强迫症患者的强迫思维都是有一定主题的，他们的强迫思维一般集中在两个领域里：一个是担心自己的身体因感染细菌、病毒等患病，另一个是担心自己的疏忽给自己带来灾难性后果。我们要对每一位有强迫思维的患者做具体的情境分析。这样的分析一方面会帮助我们理解患者的强迫症状，以及其焦虑维持和加重的原因，另一方面也会帮助我们给患者做心理教育。

强迫症的认知行为治疗

▶心理教育

心理教育是一个非常重要的对强迫症患者进行认知行为治疗的环节，也是暴露加反应预防起作用的前提之一。对强迫症患者进行心理教育主要是对患者的评价模式进行教育——解释患者对特定事物的错误评价和为了缓解焦虑、灾难产生而做出的强迫行为、中和反应、回避行为，帮助他们理解他们的痛苦，以及为什么强迫思维、强迫行为等会持续甚至加重。有的来访者学过心理学的相关理论，理解能力又很强，可能很快就能理解认知行为治疗；有的来访者理解能力没那么强，他们理解认知行为治疗可能比较慢，但并不代表这些人不适合认知行为治疗。不要对来访者是否适合认知行为治疗轻易下结论。认知行为治疗的适用范畴、适用人群非常广泛。来访者不理解认知行为治疗，就意味着我们需要调整进行心理教育的方法。比如我们可以通过打比方、举例子等方式，让来访者理解自己的强迫思维、强迫行为等，以及认知行为疗法对他们的强迫症症状的作用。

前文中，我提到过一个小孩总是担心爸爸妈妈是不是假的。这样的念头总是让他感到很焦虑。他处理焦虑的方式，就是去问妈妈："你们是不是真的，你们是我的爸爸妈妈吗？"每次他妈妈给给他保证之后，他就会觉得舒服一点，但这种处理焦虑的方式会让他越来越担心这个问题。虽然他在寻求保证后，焦虑会得到暂时缓解，但是他还是会感觉到："如果我不问的话，我担心的灾难就可能会发生。"

为了帮助他理解他经常向父母寻求保证的做法会维持和加重他的症状，他的担心只是个想法，与现实有差距，我给他打了一个比方，对他说："你去看电影的时候，看到某些人生存的家园要被毁灭了，外星人要入侵了，有时也会感到害怕、紧张，对不对？但是一旦电影结束，大家还是该干什么就干什么，对吧？会有人看完这样的电影之后，回家对家人说'外星人要入侵了'吗？"他说："不会吧。如果有这样的人，他肯定不太正常。"我对他说："你看你和这样的人是不是有点像。你在想象爸爸妈妈都是假的，还不断地问他们。这就像害怕外星人会入侵的人，不仅不去看看外星人到底会不会入侵，还挖了一个防空洞，天天躲在防空洞里。"

他没有给自己机会验证：自己的想法多大程度上和现实是一致的。如果他不去向父母寻求保证，就有机会靠自己验证这一点，也可以提高自己承受焦虑的能力。很多强迫症患者感到焦虑都是因为混淆了想法和现实。

我告诉他："当你下次再有这种想法的时候，带着这种想法继续做你该做的事情，不要再向你妈妈寻求保证。"

我举这个例子是为了告诉大家，心理教育是非常灵活的，最终目的是帮助来访者理解他们的强迫思维、强迫行为等在维持和加重他们的强迫症症状上起到的作用。很多治疗师都跟患者说过："你不要再洗了""你不要再检查了"……但是患者依然做不到，就是因为他们没有理解强迫思维、强迫行为和中和反应等在维持和加重他们的问题上起着什么样的作用。

在认知行为治疗中，如果你想让患者完成家庭作业、行为干预，就要给患者提供改变的理由。治疗师只对患者说不要做什么，应该做什么，会让患者感觉他们不被理解。这样的话患者可能已经听了无数遍，只会让他们感到自己是被要求的。

心理教育非常有助于治疗师和患者建立良好的治疗关系，提高患者的依从性，强化患者的治疗动机。很多患者在接受心理教育之后，会感受到自己从未被这样深深地理解过，也对自己的问题有了新的领悟，能让一些不情愿的侵入性想法正常化。

接受干预治疗对患者来说非常具有挑战性，因为在这一过程中，患者需要承受焦虑。有焦虑症状的患者大多会做出明显的回避行为，他们中有些人的回避行为非常隐匿。在遗传、早年经历等因素的影响下，他们承受不确定性的能力比较弱，缺少对人心理过程的反思，习惯性地采取回避方式。暴露对他们来说非常具有挑战性。在开始暴露之前，我经常会问患者："你有没有真正理解维持、加重你的强迫思维、强迫行为等症状的因素？""你为什么要来接受治疗？""接受治疗后你会怎么样，不接受治疗你会怎么样？"问这些问题的目的，都是希望能强化患者的治疗动机，因为这对接下来的治疗非常重要。

▶治疗强迫症的主要方法：暴露加反应预防

反应预防是帮助患者停止用他们原来遵循的方式应对问题。在强迫症的认知行为治疗中，反应预防主要是预防患者的强迫行为、中和反应和回避行为的出现。暴露技术涉及的原理，是经典条件反射的消退，而每个人消退需要的时间是不同的。治疗慢性强迫症患者比较困难，就是因为他们承受焦虑的能力受损严重；急性强迫症患者的自我功能损害不明显，病程比较短，一般只会持续半年左右。通常情况下，暴露加反应预防治疗对人格基础好的急性强迫症患者来说，效果很好。有些患者接受治疗不及时，已经患病几年才来治疗，也会导致治疗困难。

一个人暴露在条件刺激面前，只要非条件刺激不出现，那么过去建立起来的条件联系就会逐渐减弱。强迫症患者的焦虑可能与很多条件刺激有关，比如关门、脏东西等。如果他们不做强迫行为、中和反应、回避行为，坚持暴露在这些条件刺激面前足够长的时间，非条件刺激也就是灾难性后果没有出现，焦虑和这些条件刺激的条件联系就会逐步减弱，焦虑的感觉就会逐渐减少。

◎ 正式干预前的准备过程

（1）在开始用暴露加反应预防技术治疗前，我们要利用耶鲁－布朗强迫症状量表对强迫症患者进行完整的评估。这是一个评估强迫思维、强迫行为等的经典量表。如果你不用这个量表，也可以套用五因素模式，做一个完整的评估强迫思维、强迫行为等的清单。在列清单时，我们需要注意：

①不需要事无巨细。比如某一位患者怕脏，我们只需要将他主要怕的东西记录下来，而不需要列出他怕的所有脏东西。

我有位患者特别害怕霉菌，因为她害怕患宫颈癌。她总是怕内衣没有洗干净或者没晒干，就可能会生霉菌。只要雨水一多，她就非常焦虑。这是主要让她焦虑的一点，所以我们可以将她害怕霉菌列出来，但不需要列出她具体害怕的那一种或者几种霉菌。

②列出主要的强迫行为。

③列出中和反应和回避行为。

为了缓解焦虑，一些强迫症患者会有明显的强迫行为。还有一些患者的行为就是回避性的，比如一些怕脏的患者不乘坐公交车，不去理发店理发，不敢住宾馆。

（2）评估患者是否做好了改变的准备。

（3）做好心理教育。

（4）发展合作式的治疗关系。

合作意味着治疗师和患者在治疗的过程中要一起努力。我们不能替患者做什么，但是我们可以让患者信任我们，帮助患者收获一些信心和希望，发展出承受焦虑的能力。

（5）发展出总的治疗计划。

（6）建立一个等级列表。用患者的主观痛苦单位划分患者对各种事物的焦虑程度，以便以后能够帮助患者逐级暴露。主观痛苦单位是以患者自己的主观感受定义的，不是患者通过与别人的比较划分的。0 分是没有任何忧虑的状态，10 分或 100 分是患者体验过的最焦虑的状态。

一位患者怕脏，很怕自己的手接触了别人的唾液等就会染上艾滋病。对他来说，如果 10 分代表他最焦虑的状态，那么用手触碰别人用来喝过水的杯子边缘，会让他产生 8~9 分的焦虑；用手触碰这样的杯子底部会让他产生 6~7 分的焦虑；用手触碰某个人只用手碰了一下的杯子，会让他产生 4~5 分的焦虑。

焦虑是可以划分出等级的，划分焦虑的等级要在治疗师和患者的讨论中，结合具体的刺激进行。建立等级量表要求治疗师拥有一定的经验。

◎ 治疗目标

（1）更容易忽略强迫想法，降低强迫想法出现的频率。

我们需要帮助患者接受、理解自己的强迫想法，而不是让患者压抑强迫想法或忽略强迫想法。就像我们之前提到过的，想象一匹斑马或者一头骆驼，在两分钟的时间内让它一直在脑海里，是很困难的。但接下来，努力让自己不要想这匹斑马或者这头骆驼可能更困难了。其实，有些想法不被过多关注，可能自然就消失了。但是强迫症患者偏偏像雷达一样，对于自己不能接受的想法非常敏感。只要那些想法一出现，强迫症患者就能注意到，而且越想抑制它们，它们在强迫症患者的头脑中就越清晰。

（2）减轻强迫想法导致的痛苦。

比如，有的患者不允许自己的头脑中出现某些想法，他们很容易将出现某些想法与有不良的品德、品行等同，也就是将一些想法等同于现实。帮助患者理解强迫想法的性质，纠正患者的认知歪曲，对于减轻他们的痛苦很重要。

（3）停止所有的强迫行为、中和反应、回避行为。

（4）改善社会功能，降低强迫症复发可能性，回归生活。

减少或者消除强迫症症状，恢复患者的社会功能，是我们治疗强迫症最主要的目的。

对一些强迫症患者的认知行为治疗，不仅达到了以上目的，还改变了患者喜欢用回避应对风险的行为模式，让他们变得敢于面对他们认为可能会出现的风险。这样的变化会给患者的生活带来很多益处。

◎ 暴露加反应预防等级的案例分析

这是一位女性患者。她怕脏，很怕通过接触患上艾滋病。在住院之前，她不敢和别人有任何接触，不敢跟别人拥抱、握手。

她每次洗手所花的时间，与她当时的焦虑状态有关。如果她当时情绪比较好，比较放松，那么她可能 15~20 分钟就洗完了；如果她当时很焦虑，觉得自己可能接触到了脏东西，那么她可能两个小时都洗不完一次手。

她每次洗澡之后用的浴巾都要用消毒液清洗。这对她来说是一个非常痛苦的过程，因为她总是担心洗过的浴巾还会被污染。每次洗完浴巾之后，她会将浴巾放到竹竿上，架在窗外。但是如果风一吹，浴巾轻微地碰到铁架子上或者窗框上，她就要将浴巾拿回来，花很长时间重新洗。

她刷牙的时候看到自己牙龈出血，就会吓得再也不敢刷牙。

让她住院是因为在医生和护士的监督下，她接受的治疗会更加细致、结构化。

我们用 100 分代表患者最焦虑的状态，与她一起列出不同行为的焦虑等级：

在公共浴室中淋浴 15 分钟（45 分）；使用沐浴露清洗肢体的所有部位（55 分）；淋浴完用毛巾擦干肢体（55 分）；刷牙（60 分）；一天刷牙 3 次（60 分）；每天洗手 7 次，每次洗手两分钟（75 分）；触碰身体，然后触碰病房里的东西（75 分）；触碰嘴，然后触碰病房里的东西（75 分）；触碰身体，然后和工作人员互动，如与工作人员握手，给工作人员东西等（75 分）；触碰嘴，然后和工作人员互动，如与工作人员握手，给工作人员东西等（85 分）；在病房准备午饭（90 分）；拥抱工作人员（95 分）；重复自己的强迫症症状（90 分）；和家庭成员亲密接触（如家人来访时拥抱他们等，100 分）。

强迫症症状较轻、病程较短的患者承受不确定性和焦虑的能力比较强，比较容易接受暴露治疗。先与患者制定暴露等级，根据诊室中的条件，可以帮助患者做现场暴露。比如反复检查是否关好门、水龙头等问题的暴露治疗，就可以在诊室具备条件的情况下做。让患者确认关好门或水龙头后不再检查，如果患者焦虑的最大程度以 100 分来表示，患者对是否关好门、水龙头的焦虑程度是 50 分，在进行暴露治疗后，患者的焦虑程度降到了 25 分，那么此次暴露就算完成了。

在现场暴露的过程中，治疗师要避免帮助患者回避。比如患者问治疗师"您是不是没有艾滋病"就是想要寻求保证，治疗师一般不做出回答。在诊室里做暴露可以给治疗师观察患者在暴露中的反应的机会，当患者做出中和反应、回避行为时，治疗师也可以及时纠正。有的患者摸了其他人碰过的杯子后就一直把手放在背后，他的头脑里想的可能是"现在我这只手哪儿也不碰，等我出去，好好消毒。"这依然是回避的行为模式。他摸过杯子之后，一定要触碰自己的身体部位才能达到暴露的目的。

如果在暴露的过程中，患者不焦虑，那么暴露就没有意义。我们设定了引起患者什么等级焦虑的暴露，就要激起患者什么等级的焦虑，否则，这一步的治疗就没有效果。

暴露治疗需要遵循等级从低到高的原则，大家一定要尽量避免步子迈得太大、太快，最大程度地保证暴露的成功。第一次暴露就体验到成功，会让患者对暴露治疗的态度变得积极。如果患者一开始就从等级较高的刺激开始暴露，那么他对这种事物的焦虑程度可能会变得更高。如果患者接受暴露治疗时无法承受自己的焦虑，那么患者就可能不敢再来做治疗。一般患者暴露30~40分钟后，甚至有的患者需要的时间更短，对暴露环境的焦虑程度就会下降。

不少认知行为治疗师在刚开始给患者做暴露治疗时都会因为不熟练而碰到各种问题，我们需要在治疗实践中不断积累经验，将暴露等级划分得更恰当。用苏格拉底式提问，帮助患者探寻，是否有证据能证实他们的担心。当然，患者也可以做自我检查，找到自己焦虑的来源。

强迫症患者和有健康焦虑的患者有共同的特点：他们承受焦虑的能力都比较差，会对自己头脑中的想法做负面的解释，认为会有灾难性事件出现。有健康焦虑的患者可能看到自己身上多长了一个斑点，就认为自己患上了癌症，怕脏的强迫症患者可能看到公交车扶手上有一块红色的印记，就认为自己有被传染艾滋病的风险，下车之后要反复洗手。

如同健康焦虑患者需要改变自己反复检查身体、过分关注身体健康的行为一样，强迫症患者也需要抑制自己的强迫行为、中和反应和回避行为。

人自我功能完善的重要标志之一，就是延迟满足。这种满足不仅体现在追求快乐的过程中，也体现在消除痛苦的过程中。如果面临现实的威胁，我们当然要即刻消除痛苦和危险。比如遇到老虎，我们肯定要赶快跑。但对待预计的危险，我们还是要鼓励患者先对其加以检验。逃避很可能会带来很多麻烦。

如果有可能，治疗师尽量在刚接触一种治疗方法时，选择治疗症状较轻的患者，这样可以建立大家对一种治疗方法的信心。遇到无法化解的困境，可以向经验更丰富的治疗师寻求帮助。积累越来越多的实践经验后，大家就会对达成治疗目标越来越有把握。

第 12 讲
失眠的认知行为治疗

　　失眠是比较普遍的症状。有调查表明，约 1/3 的成年人有失眠症状，其中 10%~15% 的个体表现出有关的日间功能损害，而 6%~10% 的个体符合失眠障碍的诊断标准。其实很多人都曾因为遇到一些事情，短暂地失眠过，但很快就能恢复正常。为什么一些来访者的失眠会一直持续？为什么他们的失眠会变成慢性症状？这是我们要着重讨论的。

　　失眠的临床表现多种多样，比如晚上入睡困难，经常在睡眠中醒过来或者早醒，抑郁障碍、焦虑障碍等精神障碍也会伴随着失眠症状。患者如果有其他器质性或心因性的精神障碍，我们一般不将其病症诊断为失眠。不伴随抑郁障碍、焦虑障碍的失眠障碍其实是很少见的。本讲介绍的不单是失眠障碍，还有更广泛意义的失眠症状。

　　很多人的失眠症状都跟焦虑有关。一些抑郁障碍患者可能凌晨三四点就会醒。睡眠质量差的患者醒过来以后没有精力充沛的感觉，白天会疲劳、打瞌睡。此外，失眠会带来一些其他的影响，比如注意力不集中，记忆力变差，容易烦燥等，而且失眠的人往往对睡眠困难导致白天疲劳、注意力不集中等情况非常担忧。但大家需注意，午餐后困倦未必是睡眠不足的表现。吃过饭以后，我们身体里的血液会再分配，更多的血液会满足肠道消化食物的需要，导致大脑短暂缺血，因此午餐后人会变得困倦也与生理节律有关，是很多人正常的生理反应。

多数人或多或少有过失眠的经历。就像"牙痛不是病，痛起来要人命"一样，失眠听起来可能也不是什么严重的问题，但是确实会给我们带来很多痛苦的感受，影响我们的社会功能。

失眠与精神障碍共病的现象非常常见，抑郁障碍患者往往会有失眠。他们可能会入睡困难，也可能会早醒。比如很多患有广泛性焦虑障碍的患者就会失眠。一些酗酒的患者往往也会出现失眠问题。一些有躯体表现的疾病导致失眠的也很多，如患有不安腿综合征①的患者休息时移动肢体的冲动可能会加重，出现失眠症状，其他疾病或伤口导致的躯体疼痛也会让患者难以入睡或早醒。失眠也是很多睡眠障碍的症状，例如睡眠呼吸暂停综合征患者会在睡眠中出现短时间的呼吸暂停，可能引致失眠。可见，引起失眠的原因是多种多样的。

认知行为治疗对纠正和消除维持失眠的因素非常有帮助。本讲主要讨论的是排除器质性障碍，且不与抑郁障碍、焦虑障碍等共病的失眠。

我们都知道，没有睡眠是不行的。剥夺健康人的睡眠，也

———————————
① 通常在坐姿或夜间睡眠时出现的双下肢极度不适感，促使进行肢体活动，并在活动后缓解的一种睡眠障碍。（《精神医学名词》）

会导致他出现很多症状，比如站立不稳，甚至出现一些幻觉。

　　失眠在不同的人身上有不同的表现形式。每个人对睡眠的需求是不一样的。有些人每天可能需要 10 个小时，甚至更长时间的睡眠，他们被称为长睡眠型的人；有些人可能睡五六个小时，甚至更短的时间，就能在起床时精力充沛了。不同时间的失眠症状会以不同的方式影响一个人，很多人白天的表现对睡眠也有影响。

睡眠的相关知识

▶ 睡眠时相

　　人的睡眠分为两个时相——快速眼动睡眠和非快速眼动睡眠。根据脑电波的活动，非快速眼动睡眠大概分 I、II、III、IV四期。一般情况下，我们一入睡，会先进入非快速眼动睡眠，经过一个小时左右，我们会第一次进入快速眼动睡眠，眼球会快速地水平运动。如果你把进入快速眼动睡眠的人唤醒，他往往能和你描述非常生动的梦。我们大多数非常生动的梦都是在进入快速眼动睡眠时做的。

　　我们的第一个快速眼动睡眠时期很短，可能只持续 5~10 分钟。

第二个非快速眼动睡眠时期后，我们会进入第二个快速眼动睡眠。但是随着时间的推移，快速眼动睡眠的时间就会逐步拉长，第一次可能不到 10 分钟，第二次就可能持续 15~20 分钟。所以往往越到后半夜，快速眼动睡眠时间越长。一个人一晚上如果睡 8 个小时，其中就可能包括 4 ~ 6 个非快速眼动睡眠－快速眼动睡眠周期。快速眼动睡眠的时长加在一起大概有 90 ~ 100 分钟。

有人可能会说自己从来不做梦，其实这样的人很少。如果你了解睡眠时相，就会知道，一般情况下，我们每个晚上都会做梦，就像都在自编自导电影一样。

问题是从哪一个时相的睡眠中醒过来，严重影响我们能否想起我们做的梦。过去很多学者认为，我们主要在快速眼动睡眠时相中做梦，后来一些学者发现，其实我们在非快速眼动睡眠时相中也做梦。在非快速眼动睡眠时相里做的梦往往更贴近现实，很像白天发生的事情，在快速眼动睡眠时相里做的梦往往比较离奇。我们现实中的时间和空间的界限在梦中都不适用。在梦中，我们可能会回到以前的时间里，跑到一个从来没去过的地方，遇见从来没见过的人。很多睡眠障碍跟睡眠时相有关。有种睡眠障碍叫非快速眼动睡眠唤醒障碍，就发生在非快速眼动睡眠期。这种睡眠障碍的症状之一就是夜行，也就是人们常说的梦游。

很多来访者将晚上做了很多梦看成自己睡眠有问题的表现，这并非准确的认知。几乎每个人每天晚上都会做梦。如果你服用过安眠药，那么你原来正常的睡眠时相结构可能会受到影响，比如有的人可能会出现更多的快速眼动睡眠。我们需要增强来访者向专科医生咨询的意识，引导来访者不要随便把自己不了解的现象解释为消极现象。

▶ **睡眠与生理节律**

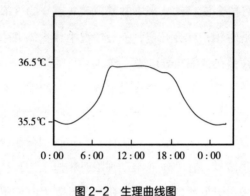

图2-2　生理曲线图

　　上图是某实验对象的生理曲线图（图2-2），纵轴是他的躯体温度，横轴是某天的0点到第二天0点。人的睡眠其实是人生理周期的一部分。大多数人都会在体温下降的过程中进入睡眠。我们的体温一般在晚上6点开始下降，在晚上10点左右，我们开始入睡后，体温会继续下降。早上6点，大多数人的体温开始逐步上升，我们也会醒过来了。到下午两点，多数人会瞌睡得比较厉害。当然，除了体温开始下降，下午两点，多数人会比较困的原因还有进食后血液流向胃肠道，导致大脑暂时供血减少等原因。此处提及体温变化是想说明，睡眠节律跟体温变化规律是有密切关系的。睡眠节律和体温变化规律不一致会给人带来很多影响，很多人"翻三班"容易出现睡眠紊乱就和这一点有关。了解这些对理解后文即将提到的干预措施很重要。

时差会导致我们失眠，就与人体的生理节律有关。一些出过国的人可能体会过，倒比较大的时差需要一段时间，比如你在上海的时候每天晚上 10 点入睡，那么到美国后，就需要调整一段时间，才能在当地的晚上 10 点入睡。

年龄也会影响生理节律，使我们的睡眠时间发生变化。新生儿的睡眠时间可达 20 个小时。但随着年龄的增长，人的睡眠时间可能越来越少。到老年时人的睡眠时间会比中年时更少。

睡眠系统有一定的自我恢复能力。睡眠是一种需要，没有睡眠障碍的人往往不需要刻意努力，就可以进入睡眠，有些人困的时候想不睡都很难。有的人对待睡眠不足这件事会反应过度，认为自己需要补觉。这样的做法看似补充了前一晚缺少的睡眠，实际上破坏了睡眠系统自身的调节作用，对当天晚上的睡眠是不利的，是维持和加重失眠问题的重要因素。

睡眠好的人，有正常的睡眠需要和睡眠规律。这一点很重要，是我们进行干预的一个非常重要的基础。很多人的睡眠出了问题，甚至患上慢性失眠，可能就是因为睡眠需要受到影响，或稳定一致的睡眠节律受到破坏。

失眠的认知行为治疗评估

认知行为治疗关注来访者问题的三个方面：素质因素、触发因素、维持和加重因素。如果你观察过不同婴儿的睡眠，可能就会发现，婴儿一出生，睡眠的规律并不一样。有的婴儿能吃能睡，一被放到床上马上就睡着了，而且睡眠时间很长；有的婴儿总是不肯睡，一直哭，一些地方的人将一到夜里就啼哭的孩子称为"夜哭郎"，这样的孩子体质往往比较弱。这可能是有的人头一挨枕头就睡着，有的人总是要花点时间才能入睡的素质因素。当然，我们也要了解来访者失眠的触发因素、维持和加重因素。

来访者进行睡眠状况自评是治疗师了解来访者的睡眠模式，并对其进行干预治疗的重要基础。让失眠的来访者住院进行认知行为治疗的情况不多，我们很难观察来访者一周的睡眠情况，因此让来访者自己监测就很重要。来访者进行睡眠自评时，至少要评估一周的睡眠情况，有时甚至需要评估两周的睡眠情况。来访者需要将睡眠状况自评量表（Self-Rating Scale of Sleep，SRSS）尽可能填得精确。比如，来访者需要估计白天小睡的总次数和总时长。有的来访者觉得自己白天没怎么睡，但是记录后发现，自己白天趴在桌子上睡了一会儿，躺在沙发上睡了一会儿，坐在椅子上睡了一会儿，3次加起来竟一共睡了1小时20分钟。我们并不要求来访者每次醒来都要做记录，那样就没法睡觉了。我们只是让他们估计自己醒着的时间大概有多长，最终是几点醒来的。

上床时间和睡着时间也需要区分开记录。很多人到床上之后可能不会马上入睡，还会做很多事情，比如看书、写东西、玩电脑等。有的人晚上 10 点到床上，可能 11 点半才开始尝试入睡，等到真正睡着的时候可能已经过了 12 点。

此外，我们还需要问来访者是否服用辅助睡眠的非处方药物或处方药物，有的来访者可能会服用脑白金等保健品辅助睡眠。

改善睡眠的指南

失眠的认知行为治疗技术主要包括：

▶认知干预

在认知行为治疗中，我们把一些失眠障碍患者的大脑称为"失眠的大脑（insomnia brain）"。他们一想到要睡觉了，就会开始担忧"今天晚上我再睡不好就完蛋了""这样下去，我的身体就垮了""这样下去，我就要得老年痴呆症了"等。这些都是灾难性的想法，是非条件刺激。这些非条件刺激和床建立联系后，我们一躺在床上它们就会转化为条件刺激。

有一种失眠叫主动失眠。大多数人都主动熬过夜，当然大家熬夜的原因是不同的。有的人熬夜是因为要完成工作任务，有的人是因为要参与打麻将、打牌等娱乐活动，熬夜之后的一天，我们可能就会觉得有点疲劳，像踩在棉花上一样，但我们基本上还能保持正常的社会功能，还能做事情。到了晚上，困得不得了，睡一觉就能恢复得差不多。

但是很多失眠的人觉得熬夜以后，自己什么都做不了，给自己的失眠做出非常消极的解释。我们需要将患者的具体忧虑识别出来，与他们讨论他们的忧虑有没有根据，并对他们进行一些睡眠方面的教育。

我们很多人对睡眠的了解非常有限。有的人认为，失眠以后补觉就可以了。这样的做法听上去好像很合理，但事实上这是维持和加重他们失眠症状的重要原因。还有些人对失眠的错误认知是非常灾难性的，比如"一日不睡，十日不补"等。在我看来，这些想法本身就会加重他们的焦虑，加重他们失眠的程度。

我们可以鼓励病人看一些有关失眠的科学信息。需要注意的是，一些网上的信息可能不是建立在科学基础上的。有患者告诉我，他看网上有人说失眠好不了，失眠久了会患老年痴呆症等。这样的信息都会让患者更加焦虑，让患者对失眠形成一些错误的认知，所以我会将自己审核过的一些材料发给患者，供患者回家阅读。

▶行为干预

（1）选择标准起床时间。

不管你睡了多长时间，你都要在标准的起床时间起床。比如，不管来访者晚上睡多长时间，如果设定早晨6点起床，那就一定要这个时候起。

很多失眠的人难以接受这一点。我们尊重失眠者的主观感受，但是我们也要谨慎地对待他们说的"我昨晚一夜没睡"的说法。如果我们通过脑电图观察其大脑活动，就可能发现一些声称一夜没睡的人，其实进入过浅睡期。打瞌睡也算入睡。很多人打瞌睡时已经进入浅睡期，只不过他们睡得不深，迷迷糊糊的，认为自己一直没睡。

（2）床不用于做睡觉以外的事（性生活除外）。

虽然对头一挨枕头就能睡着的人来说，在床上看书、打游戏往往不会影响他们的睡眠，但我们不鼓励大家这样做。人的体质、神经类型等是有差异的。失眠程度比较重，入睡有困难，对失眠比较敏感的人，除了用于性生活之外，最好只让床用于睡眠。很多人睡眠没问题，有强烈的睡眠需要，总能一躺在床上就睡着，就是因为其睡眠和床建立了条件联系。有些人总在床上工作、看书、打游戏，那么他们的睡眠和床的条件联系就会减弱，他们的焦虑就会和床建立条件联系，这会导致他们躺到床上就会很焦虑，一两个小时也不能入睡。

不要在床上担忧、思考问题。有的人的神经类型就是这样的，碰到事情就担忧。我们建议这样的人每天选择一段时间来担忧、思考问题。比如你可以选择每天吃饭前，给自己半小时，思考如何建设性地处理自己的忧虑，解决问题（详见本讲"建设性地担忧"）。

躺在床上一段时间后，如果因为睡不着而感到焦虑，就离开床，去做一些让自己感到兴奋的事情。比如，找一本能让你比较放松的书看，直到感到困倦了，再回到床上。这样做就是为了不让你的焦虑和床建立条件联系。

（3）尽量避免白天打盹。

这对于很多患者来说是不容易的。很多人有午睡的习惯，我们允许来访者中午睡一会儿，但睡觉的时长最好不超过一个小时。如果在白天的其他时间困了，就站起来去洗洗脸或者运动一下。白天打盹的时间增加，晚上的睡眠需要就可能减少，恶性循环就可能逐渐形成。我们要在白天做白天该做的事情，如果你昨天晚上没睡好，那么你今天晚上的睡眠需要就会增强，而赖床则会维持和加重失眠。

（4）确定躺在床上的时间。

躺在床上的时间过长会妨碍我们身体自动调节睡眠的需要。根据相关研究，我们可以将躺在床上的时长设定为平均睡眠时长加30分钟。

一位患者曾记录自己某个周一的晚上11点上床。11点半开始尝试入睡，并花了20分钟睡着，当天晚上醒来两次，醒来的时长共计 40 分钟，早上 6 点半醒来后，7 点起床。

大家可以算一下，他周一晚上在床上的时长总共是 8 个小时，也就是 480 分钟。总睡眠时长 = 480-30-20-40-30=360（分钟）。

根据他当周每天对晚上睡眠的记录，他每天晚上在床上的平均时长是 505 分钟，平均睡眠时长为 375.8 分钟，我们可以计算出这个人当周躺在床上的平均时长，比睡眠的平均时长多 129.2 分钟，也就是两个多小时。这是非常影响睡眠的。

根据躺在床上的时间为平均睡眠时长加 30 分钟原则，这位患者躺在床上的时间应调整为 375.8+30=405.8（分钟）。如果他打算 6 点起床，那么他就应将自己躺到床上的时间安排为晚上 11 点 15 分左右。躺在床上的时长和平均睡眠时长是可以根据需要调节的。如果晚上睡眠良好，白天依然感到疲倦，那么每两个星期，可以将睡眠时长增加 15 分钟。如果总是要超过 30 分钟才能入睡，或者还没到起床时间就提前 30 分钟以上醒过来了，可以每两周减少 15 分钟躺在床上的时长。

运用这样的方法，目的是恢复我们自己身体的睡眠系统对睡眠需要的调节。

（5）刺激控制。

做一周的睡眠自我评估，对自己的睡眠时间和时长有所认识，有利于进行刺激控制。

我们会要求失眠者在入睡的三小时之前吃完晚饭。睡前吃得太饱或者吃得不舒服很容易影响睡眠。

睡前应尽量避免饮酒。很多人认为睡不着时，喝点酒就好了，但这样的想法其实是非常糟糕的。酒精是可致神经脱抑制①的精神活性物质②。或许喝了酒以后，人会觉得晕晕乎乎，想睡觉，但是喝过酒睡着的人往往很容易醒过来。饮酒往往会影响正常的睡眠时相。从长期来看，经常饮酒会给睡眠带来糟糕的影响。

有一些药物可能会对睡眠产生一些影响。尽量将这些药物的服用时间安排在离睡眠比较远的时间，减少它们对睡眠的影响。

很多吸烟的人觉得吸烟可以缓解焦虑，但是吸烟也会导致人无法入睡，所以睡前三小时内尽量不要吸烟，何况我们也都知道，吸烟有害健康。

（6）坚持规律锻炼。

身体比较健壮的人失眠的概率相对较小。运动对我们调节身心非常有帮助，但是睡前三小时，要避免过度运动，因为过度运动会给人带来很兴奋的感觉。

（7）睡前避免进入应激性情境。

这里提到的应激性情境是比较宽泛的，包括争吵、看令人感到兴奋的影视剧等。

（8）避免离夜晚睡眠太近的打盹。

---

① 内部约束被解除的状态。
② 摄入后影响认知或情感等心理过程的物质。

有的人本来习惯晚上 10 点睡觉，结果晚上 8 点时打了个盹，晚上 10 点时就可能睡不着了。

（9）尽量保持卧室较暗，足够安静，足够凉爽。

我们在前文中提过，我们是在体温下降的过程中入睡的。很多人都没有注意到自己的失眠可能跟环境温度偏高或者盖的被子太厚有关。

作为治疗师，我们需要将这些要素记住，或者将它们制成一个表格，用以提醒自己，同时帮助患者进行行为干预。

▶建设性地担忧

如今生活节奏越来越快，很多人的压力都很大，失眠变得越来越普遍。我们在睡不着的时候，头脑里可能都出现过一些让我们感到焦虑的想法。最好做到建设性地、适度地担忧，这有利于我们预估将来可能出现的危险，思考出解决问题的方式。过度担忧可能会对我们形成伤害。

例如患有广泛性焦虑障碍的人就会过度担忧，他们躺在床上时，头脑里就会冒出各种想法。我们需要帮助他们进行担忧集中训练。

第一，睡前两三个小时不要担忧。我一般会告诉患者，可以在饭前或者饭后担忧一会儿。我们吃晚饭的时间一般是六七点，离睡觉会有三四个小时。我们不建议用太长的时间担忧，建议在饭前或者饭后给自己 15~25 分钟的时间担忧。

第二，清楚地写下让来访者无法放松、无法入睡的忧虑。并写下计划用什么策略应对忧虑。

这有点像认知行为治疗里的脑力风暴（Problem solving）。来访者需要思考的是，面对一个问题，他能做什么。比如他是否能够决定一件事情的发生；如果他不能决定，他是否能够对这件事情施加影响；如果他不能对这件事情施加影响，他是否能够接受可能会出现的结果。不要管我们能想到的应对策略是否真的有用，先将它们全部写下来。我们可以在每件让你担忧的事旁边做一些标注，给自己一些提示。

来访者如果知道如何彻底解决某个问题，就可以将"这个问题彻底解决"写在问题记录旁边。

如果某个问题还没有真正到来，那么等来访者需要面对它的时候再解决也不迟，来访者就可以将"不是什么大不了的问题，来了再应对"写在问题记录旁边。比如，某个人不太喜欢他的孩子的恋爱对象，但他的孩子又要带对方上门时，他为此很焦虑。他其实很难提前准备什么，只能等孩子的恋爱对象来了以后，再和他们交谈。

来访者如果确实不知道该如何应对某个问题，需要别人的帮助，就将要在什么时间，通过什么样的方式找什么人帮忙写下来。比如某个人由于缺乏经验，在做生意的过程中碰到一些困难，但已经到了晚上，找人咨询或者帮忙不太合适，他就可以将第二天要做什么写下来。

他如果知道目前针对某个问题没有好的解决办法，不得不面对一些困难，就可以将"我可能不得不暂时接受这件事"写在问题记录旁边。

把做好这些记录的纸放在床头柜上。如果你躺在床上，又开始担忧某件事了，你就告诉自己，我已经用最佳方式处理过了，接下来的担忧是没有意义的。这是一种训练。这种训练可能不能帮助我们立竿见影地解决问题，但是可以在某种程度上帮助我们放下忧虑。很多人的担忧是没有结构、没有边界的，他们不分时候地担忧各种事情，但没有建设性地处理它们。在有限的时间里思考问题的解决方法，才是具有建设性的担忧。

有的患者睡不着时会反复看表，不断告诉自己"快点入睡，快点入睡"。有的患者会关注周围环境的刺激，一听到钟的声音、空调的声音等就非常烦躁，他们认为自己失眠主要是因为受外界环境刺激的影响。但越这样想，控制外界环境对自己影响的能力就会越有限。

很多人的失眠都是不良生活方式造成的。他们不注意休息，超负荷工作，身心承受的压力达到一定程度，就会开始失眠，甚至因此患上器质性疾病。很多年轻人在身体没出问题前觉得自己酒量大，酗酒没问题。但我们都知道，很多身体问题都不是突然出现的，而是符合累计效应的。

在我看来，预防失眠最主要的方法是形成健康的生活方式。健康的生活方式包括规律工作、规律睡眠、健康饮食，减少不良生活习惯，进行身体锻炼。大家还可以做一些现在比较流行的放松训练，比如正念等。我们说要不加评判地接受头脑中的所有信息，但通过正念，我们能发现，我们的头脑中有很多评判。以正念为基础的认知行为治疗不仅能帮助我们放松、调节呼吸，更能帮助我们觉察自己的认知，辅助我们解决入睡困难的问题。

做放松训练和锻炼身体一样，是需要坚持的。失眠和紧张、焦虑联系在一起，一个人失眠，往往意味着这个人的内在是紧张的、焦虑的或者不安全的。许多抑郁障碍患者、焦虑障碍患者都会失眠，他们可能将失眠看成是非常痛苦的。

我们一般不主张对失眠给予药物治疗，因为很多病人的抑郁和焦虑如果能缓解，失眠自然会好转。所以，如果抑郁障碍和焦虑障碍患者能够承受自己的失眠，我们一般不需要对其直接干预。如果失眠确实给患者带来很大痛苦，我们就可以用前面讲的那些方法帮助患者。当然必要的时候，我们也需要用一些药物帮助患者缓解长时间失眠的症状。连续几天，甚至一两个星期的严重失眠，会消耗患者的精力，这种情况下，我们可能会让患者服用一些辅助睡眠的药物，但是一般我们会建议患者短期服用。相信大家对长期服用安眠药可能会产生依赖性有所了解，不过大家也不用对此太过忧虑，不是说对安眠药产生了依赖就一定会患上阿尔茨海默症（俗称老年痴呆症）。

C B T

第三部分

实践案例展示

第13讲
督导案例（一）——社交焦虑障碍

案例模拟

案例报告老师扮演来访者，和徐老师共同模拟初访过程。

治疗师：你好，请问我应该怎么称呼你呢？

来访者：老师你好，我姓王。

治疗师：好的，王先生。首先要谢谢你能够来寻求帮助。那么接下来，我想了解一下，你在生活中碰到了什么困难或者问题？

来访者：是这样的。我没有考上大学，高中毕业以后，就去打工了。开始的时候，我在一家理发店里打工。一天晚上，有个顾客在店里突然癫痫发作，倒在地上。当时我很害怕，就回去跟我爸爸妈妈说了这件事。他们说，大概是因为那家店晚上人比较少，所以我才害怕，换一家晚上顾客多一点的店就好了。后来他们就帮我找了一家大一点、同事多一点的店。刚开始去那儿工作的时候，倒没出现什么问题。有一天早上，我正在忙，就发现有个人坐在沙发上看着我。当时我心里有点毛毛的，就绕到了另一个地方站着。过了一会儿我想看看他，是不是还在看着我，就抬头朝他坐的地方看了一眼，发现他真的还在看着我，我就觉得很害怕。从那之后，我还换过几家理发店工作。后来有一次，我看见一位女顾客坐在镜子后面盯着我，我吓坏了，腿都软了。其实她也不一定就是在盯着我，但是我看她的时候，她也正好在看我，我就受不了。我觉得我确实没办法继续在理发店里工作，就到一家酒店工作。那家酒店有个惯例——每天都要开例会。看到那么多人坐在一起，我就觉得很闷，很害怕，很紧张，也总觉得有人在我背后看着我。所以我在那家酒店没工作多久，就辞职了。

我不肯再出去工作，我父母就骂我，说天天待在家里不行，逼着我出去工作。后来我没办法，就去广东找我叔叔。

在叔叔的介绍下，我开始在一家工厂里工作。我跟叔叔住在一起，每天需要坐公交车上下班。可是每次坐在公交车上，我都很难受，特别怕和别人对视，不敢看别人。有一次我对面站了一个人，我突然就想打他一下，这个念头把我自己也吓到了。那个工厂对我来说也挺可怕的，流水线上的工人每天都要裹上全套的制服，戴上口罩，几乎只有眼睛露在外面。这份工作我也不敢干了，于是又换了一个地方上班。因为没掌握什么技术，我就去餐馆里做了传菜生。这家店要求员工住集体宿舍，我就不能住叔叔家了。和陌生人住在一起，我更紧张了。我和几个人一起住在外间，其他几个住在里间的人进进出出时好像都会看我几眼，我总觉得他们对我不怀好意。我很想骂他们，跟他们吵架，但是我又不太敢。想起爸爸以前告诉我要和别人好好相处，我也想过是不是要主动和他们打个招呼什么的。但是这么做对我来说很难，我试了几次，没办法做到，就放弃了。直到我离开那里之前，我也不愿意理他们。我没办法继续待在那里工作，就又回家了。

我父母现在还是天天说我，我有点受不了这样的生活。我不知道自己是不是出了什么问题，什么都做不下去，再这样下去，我都无路可走了，所以我就想找你来做咨询。

治疗师：好的，谢谢你能够告诉我现在碰到了什么困难。我们可能需要再花点时间，把有些问题弄得更清楚一点。你的问题是你在理发店里做学徒工时开始出现的，对不对？

来访者：差不多。去理发店之前，我也在其他地方零星地打过工，那个时候多多少少也会怕和别人来往。

治疗师：是从多大的时候开始出去打工的？

来访者：我今年 22 岁。去年高中毕业以后没考上大学，我就去找活干了。也就是说，差不多从去年 6 月份开始打工的，然后又换了很多份工作。

治疗师：你刚才提到你在一个理发店里工作时，有一个人坐在沙发上看着你，让你感到很紧张，是不是？

来访者：对，其实他是店里的理发师，我跟他说过话，但是那天早上我也不知道为什么，看到他就觉得特别害怕。

治疗师：你尝试着回忆一下，你感到紧张、害怕时，你的头脑里有什么想法？他那样看着你，对你来说意味着什么？

来访者：我当时脑袋里空荡荡的，好像没有什么想法，但是看到他看着我，我就觉得很害怕。我不知道他看着我是什么意思，他是不是想做什么。

治疗师：你觉得他的眼神有什么含义吗？你担心因为你有什么没做好，他会训斥你吗？

来访者：可能是，我也说不好他是怎么想的，就是觉得他的眼神好可怕。

治疗师：关键不在于他是怎么想的，而在于你当时认为他是怎么想的，或者你当时认为他为什么会用那样的眼神看着你？

来访者：他可能觉得我做事做得不太好，觉得我没什么用。

治疗师：好的。

来访者：说到这件事，其实会让我想到以前的一件事。我上初中的时候，班上有一名同学力气很大，也很能打架。同学们都说，这个人很厉害，不知道是不是有毛病，千万不要去惹他，谁惹了他，说不定会被他捅十几刀。有一次我从他旁边走过去的时候，看了他一眼，他就瞪着我，对我说"看什么看，信不信我打你"。当时我没敢吭声就走了。以前我没觉得这件事情对我有什么影响。但是直到现在，我有时候仍会想到这个人，特别怕别人像他那样瞪着我。

治疗师：你害怕别人看上去比较凶，或者用比较凶的眼神看着你，是不是？

来访者：是的。

治疗师：所以你会担心，那位理发师可能因为觉得你没用，你做得不够好而指责你，你可能会受到伤害？

来访者：对，是有这方面的担心。

治疗师：我注意到，你说你当时换了一个位置站着，对吧？你是想摆脱他的目光吗？

来访者：对，我想换个位置，绕开他的目光，希望我再看他的时候，他已经不再瞪着我了。结果我一抬头，他还在瞪着我。

治疗师：你换了一个位置站着，他还在瞪着你，会让你更加紧张吗？

来访者：对。

治疗师：你认为他的目光中有指责，想躲开他的这种目光，就换了一家理发店工作，是吗？

来访者：是的。后来又换了好几家理发店工作。直到有一天，一位坐在我对面的女顾客看着我时，我被吓得比较厉害，就再也不在理发店里工作了。

治疗师：你换了一家理发店工作的原因，只是因为他看你的目光让你不舒服吗？

来访者：反正我总是怕人家看着我。只要跟别人打交道，需要和别人说话，我就很紧张。他那样看着我，我就更觉得不自在了，所以就决定换一家店工作。

治疗师：在我的理解中，你会害怕一些人注视你的目光，会觉得他们的目光是凶恶的或者有指责性的，这会让你很不舒服。你会因此想办法回避这样的目光，甚至不想、不愿意或者不敢在某个地方继续工作。这也导致你换了很多份工作。

来访者：是的，我好像一直在换工作。

治疗师：好的。这是你的问题的发展过程。那么现在问题好像还在继续发展，变得越来越严重了，是不是？

来访者：我觉得是这样的。

治疗师：你刚才提到，你认为有的人对你不怀好意时，会有想打人的冲动，是吧？

来访者：是，就是在公交车上的那一次，是我特别担心的。因为我原来都想躲着别人，结果那次那个人站在我对面，我就很想动手打他，我很害怕我心里的一些东西是不是已经到了我自己都控制不住的状态。

治疗师：你害怕自己失控，是吧？

来访者：对。

治疗师：我们能不能花一点时间，再仔细看看当时在公交车上到底发生了什么事情？你能再描述一下事件的过程吗？

来访者：当时车上的人也不少。我上车以后就往车厢后部走，有一个人挡在我前面，我想绕过他。他看了我一眼，就转过身去，我就在他身后了。我忽然觉得他很可恶，好想打他一下，但是我拼命把这个念头压了下去。我一直记得当时的那种冲动，之后就更怕坐公交车了。我很怕在公交车上，谁看我两眼，我就忍不住想打他，万一什么时候真动手了呢。

治疗师：听起来，就是你上了公交车以后想从一个人身边挤过去，他看了你一眼，你就觉得很不舒服，甚至很愤怒，是不是？

来访者：是。

治疗师：你很愤怒应该是因为你觉得他的目光有某种含义。在你的感觉中，他看你一眼对你来说意味着什么，是什么让你感到那么愤怒？

来访者：他可能觉得我没礼貌，或者觉得我这个人不讲道理。

治疗师：王先生，我知道过了这么长时间，让你回忆当时的想法可能并不容易。你可以想象自己回到当时的场景中，然后尝试着回想一下，你是如何解释他那样看你的，你的头脑里出现了什么样的念头？

来访者：我觉得他肯定在想我这个人是不是有点毛病。如果你让我细想的话，我的头脑里是有这样的画面。很多年前的一天，我坐在公交车上，车上的一位女士非要让她爸爸做什么，但是她爸爸没理她，她就躺在地上又哭又笑又叫。车上的人都说这个人有精神病。从那之后，我坐公交车的时候，也怕别人认为我有病，不太正常。

治疗师：也就是说，他看你的那一眼给你传递的信息是，他认为你有病，你没礼貌或者不讲道理，你因此感到自己被贬低或者受到伤害了，是这样吧？

来访者：对对对。我觉得他肯定看不起我。

治疗师：除了愤怒，你当时还有别的情绪吗？

来访者：其实还有害怕，我怕我真的有精神病，不太正常。

治疗师：好。我们有情绪反应时，一般躯体上也会有一些反应。你在感到愤怒、害怕的时候，有没有注意到你的躯体上有什么反应？

来访者：有。我当时就觉得身体里的血液立刻往脑袋里冲，身上立刻就燥热起来。

治疗师：除了燥热，还有其他躯体上的反应吗？比如有的人愤怒时，会感觉到自己脸红、心跳快、心慌；有的人紧张时，会出汗。你当时躯体上有这些反应吗？

来访者：心跳快是肯定的。因为觉得热，所以就感觉身体里有一股气要出来。有没有脸红就不知道了，但是确实是出了点汗。在那种情况下，已经忍不住握起拳了。

治疗师：当时你既愤怒又紧张，但又要过一段时间才能下车。那么你为了让自己舒服一点，放松一点，做了什么呢？

来访者：我拼命压着自己的情绪和想打他的念头，跟自己说，千万不能失控。要是真的动起手来，我自己也不一定打得过人家，可能还会受伤。

治疗师：谢谢你能在我们第一次见面时就坦诚地告诉我这些情况。在我的理解中，你意识到，自己害怕别人的注视，会认为一些人看着你的目光是有批评性、指责性或者贬低性的。你很难承受这些目光带给你的紧张、害怕的感觉，会习惯性地采取逃避的方式，绕开他们的目光，比如你在某个地方工作感觉到不舒服，就会换个地方工作。但是这种逃避的方式并没有让你的问题真正得到解决，你的问题好像还越来越严重。不知道我的理解和你的感受是不是一致的？

来访者：我也是这么觉得的，所以才会想来找你。

治疗师：你自己有没有思考过，你为什么会有这些问题，这些问题为什么变得越来越严重？

来访者：其实我也想过，但是想不清楚。我觉得可能是因为我的性格比较内向，不太善于和别人打交道，所以别人不太喜欢我，我也怕和别人说话。

治疗师：好的。我们刚才已经了解了你不善于和别人打交道，在感到愤怒和害怕时会倾向于选择回避，不理他们。那么你不得不去某个你不愿意去，会让你感觉到不舒服甚至害怕的场合时，你会怎么处理自己不舒服的情绪？

来访者：我好像没什么办法，总是处理不好。比如在酒店工作要开例会，我就不得不去。坐在会议室里我就很难受，觉得很紧张，闷得要死，一直在算时间，就等着会议结束的时候，赶紧走。我能不参加这种场合，就尽量不参加。

治疗师：那么在例会没开完，你还不得不待在会议室里时，你有没有通过做些什么让自己不舒服的感受减轻一点呢？你很害怕和别人对视，所以会尽量不看别人，让自己舒服些，是这样吗？

来访者：是的。

治疗师：那我再提醒你一下，比如有些人在这种场合里比较焦虑，手足无措，会特意拿一个东西放在手里，或者为了避免尴尬，假装在纸上写什么东西。你有没有尝试过用类似的行为缓解自己不舒服的感受呢？

来访者：一般在会场上，我就一直低头玩手机。我平时玩手机的时间有点多。因为我不和别人说话，就会用玩手机打发时间。

治疗师：好。我们以后可能还有时间了解你会怎么处理和应对让自己不舒服的情况。我注意到，你感到紧张不安、愤怒、恐惧，基本都与你对别人目光的看法有关。如果让你现在再回到那位理发师坐在沙发上看着你的时候，你想一下，他觉得你做事做得不好，觉得你没什么用，都是你自己的担忧，对不对？

来访者：对。他倒也没有说过什么。

治疗师：那如果回到当时，0分代表一点也不相信，100分代表完全相信，能不能告诉我，你有多相信他那样看着你是因为觉得你做事做得不好，可能会指责你？

来访者：应该有七八十分相信。

治疗师：你还是认为他很有可能会那样想，那样做，是不是？

来访者：是的，虽然他没说什么，但是也许他真的是这么觉得的。

治疗师：所以你回避了他的目光。

来访者：对。

治疗师：好的，我们可能会花更长时间帮助你理解，到底是什么原因导致你的问题无法解决。我相信你在解决自己的问题上已经付出了很多努力。

　　来访者：很艰苦，也非常着急。

　　治疗师：我感觉到了。因为你的问题已经明显影响了你的工作和生活，也给你带来很多的困扰。所以我非常愿意帮助你，看看到底是什么妨碍了你无法从困境里出来，好不好？今后我们再一起继续努力，好不好？

　　来访者：好的，谢谢老师。

　　治疗师：好的，谢谢王先生。

思路分析

　　有人可能会认为案例中的人患上的是被害妄想症，但事实上他患上的是社交焦虑障碍，还有一些回避型人格障碍的症状。因为他对问题只是怀疑和担忧，还并未把自己的那些想法当成现实。患上被迫害妄想症的人坚信自己会被害、被钟情。案例中的来访者只是担心别人会看不起他。

　　社交焦虑障碍分为广泛性的和非广泛性的。某个人患上非广泛性社交焦虑障碍意味着他在个别领域里特别焦虑。在电影《国王的演讲》中，男主角就患有非广泛性社交焦虑障碍，他对公开发言很焦虑，但他并非对所有的公开场合都焦虑，他私下和他人交往还是不成问题的。而患有广泛性社交焦虑障碍的人几乎在所有公开场合中都很焦虑。广泛性社交焦虑障碍和回避型人格障碍的症状几乎是一致的，我们通常很难鉴别。治疗广泛性社交焦虑障碍比较困难，患者通常会采取回避的应对模式，不愿治疗。

来访者在社交场合中很焦虑，且会做出明显的回避行为，病程超过 6 个月。凭借这些症状基本上可以诊断为社交焦虑障碍。我们需要和来访者讨论他的早年经历，这样才能验证他的一些核心信念。当然，我们也可以通过假设核心信念，尝试理解维持和加重社交焦虑的原因。案例中的来访者会对别人的目光做出一些具有威胁性、贬低性的解释，比如"他可能觉得我做事做得不太好"或者"他肯定看不起我"。这些是否是一种认知歪曲，是我们需要帮助来访者检验的。

大家知道，社交焦虑障碍患者最核心的认知歪曲就是认为别人总从负面角度看待他们、评价他们，总担心"别人会不会讨厌我""别人会不会不喜欢我""别人会不会觉得我有问题"，从而产生焦虑和相应的反应。案例中的来访者通常用很明显的回避行为模式处理自己的情绪。为了躲开他人的目光，他会尽可能地回避与他人的目光接触或者玩手机，甚至因为无法承受他人的目光而辞去工作。这些对他来说就是回避行为和寻求安全行为。他的认知歪曲、回避行为以及寻求安全行为就是维持和加重他的焦虑的重要因素。

在本案例中，我用了两个事件来呈现如何利用五因素模式评估。

第一个事件就是他觉得理发师用一种特别的目光看着他。这是他起病的触发事件。他害怕理发师的目光，所以绕开理发师的目光。害怕是他的情绪，绕开是他的应对行为。我告诉他"关键不在于他是怎么想的，而在于你当时认为他是怎么想的"，之后我问他"你当时认为他为什么会用那样的眼神看着你"，他说"他可能觉得我做事做得不太好，觉得我没什么用"。这是他的担忧，是对理发师目光的解读。

第二个事件就是有人在公交车上看了他一眼，他觉得那个人的目光里有看不起他的意味，所以感到害怕、愤怒，心跳加快，身体发热，想攻击对方，但是他压抑住了自己的冲动，回避与那个人的目光接触。

了解特定情境中来访者的变化后，我们需要了解来访者的成长经历，理解他们的一些信念是怎样发展出来的。一般总担心别人批评的来访者会有"我没有能力"或"我是不被接纳的"的核心信念。有的来访者会说，我小的时候爸爸、妈妈总骂我；有的来访者说，我爸爸的眼神很厉害，我很怕他；有的来访者说，我在一些场合表演或者与人交往时，被讥笑、嘲讽、批评，甚至羞辱。在他们看来，他们只有做到最好、最优秀，别人才会接纳他们。我们还可以通过某一种疾病患者的早年经历验证我们的判断。比如患上社交焦虑障碍的患者的行为模式和认知模式基本上差不多，他们一般也会有一些相似的早年经历。要注意大胆假设，小心求证。

我们找到了来访者在特定环境中的情绪、想法、生理反应、应对行为后，就可以对来访者进行心理教育了，帮助来访者理解自己的症状为什么一直没有得到缓解或者越来越重。来访者体会到对方觉得自己有病，所以他感到愤怒；他觉得自己想打对方，担心自己失控，所以感到害怕和焦虑。他不知道如何处理自己的情绪，所以采取回避的行为模式，这导致他没有机会检验自己的想法和现实是否一致，无法让消极情绪消退。

我们需要注意，不同的想法对应着不同的情绪。在做心理教育的时候，我们需要准确地找到想法和情绪的对应关系，这样来访者检验、改变自己的自动想法后，相应的情绪才可能会改变，否则即使我们改变来访者的想法，其情绪也可能不发生变化。

心理教育并不能真正改变来访者的想法，但会给来访者提供暴露的理由，让来访者看到症状治愈的希望。用五因素模式对患者进行心理教育，让患者理解自己的症状为什么维持和加重后，我们就要告诉患者，接下来要如何治疗。治疗社交焦虑障碍时，让来访者说出自己对一些事件的想法，并通过暴露技术帮助来访者检验自己的想法是否符合现实，就可以帮助患者纠正认知歪曲。

我们可以通过让患者完成功能失调性想法记录表，发觉自己的认知歪曲，看看自己的想法是否符合逻辑。他总是感觉自己被贬低，心中是会有愤怒的，会对其他人感到不满。他习惯于回避，社会功能受到损害，心中积压了很多愤怒，所以他说"很想动手打他"。换句话说，他是把自己的问题归咎于别人。

那么我们如何转变他将问题归咎于别人的想法呢？我们不能直接对来访者说，这么想是不对的。我们把他认为的"别人的目光是在表现对他很生气或者看不起他"看成是假设，然后问他，你在多大程度上相信事实就是这样。一般情况下，来访者对此的相信程度越高，治疗师改变来访者的想法就越困难。对来访者的情况做初步评估和心理教育之后，我们可以问来访者："除了你认为的情况，还有没有其他的可能？在你的经历中，有没有人这样看你的时候并不代表对你很生气或者看不起你？"

来访者很可能会说："我不知道，也许他不是对我生气，只是情绪不好。"然后我们就可以问他："哪种假设更符合事实？我们怎么检验呢？"我们让来访者做这样的假设不意味着鼓励他问别人"你是不是对我很生气"，而是要让来访者不回避，不要总想着躲开别人的目光。有的来访者往往会错误解释别人的目光，并不能证明对方和他想的是一样的，来访者需要带着担忧，尝试和对方保持接触。

长期受挫形成的顽固认知歪曲很难纠正，认知歪曲越来越顽固的关键不是长期受挫，而是受挫之后发展出的回避行为。真正的认知改变一般都是来访者在暴露的过程中，经过行为检验产生的。

焦虑是一种主观体验，在让来访者暴露前，我们需要和来访者充分讨论。比如，要问来访者："你觉得谁的目光最可怕？谁的目光不会让你那么担忧？"以此为依据，划分好暴露刺激的等级。每次暴露之前，都选好让来访者暴露在什么样的环境中。我们一般会与来访者讨论先让来访者暴露在引起他焦虑程度比较低的情境中，比如让患有社交焦虑障碍的来访者暴露在比较了解他的朋友面前。逐级暴露，才有利于来访者形成积极的观念，坚持暴露，促成良性循环。

来访者的坚持配合会让暴露技术呈现比较好的效果，但是在实施暴露之前，我们要和来访者讨论可能会碰到的情况。令他们焦虑的想法很可能在暴露的过程中，被验证为是真的。患有社交焦虑障碍的来访者本就不善于与人交往，如果在暴露的过程中被批评了，他的焦虑可能会加重，坚持暴露可能会比较困难。如果来访者在某个情境中的焦虑程度是三分，那么被别人批评后，他的焦虑程度可能就不止三分了。他无法承受暴露过程中的焦虑，可能意味着暴露过度。所以我们需要在暴露的过程中，尽最大努力控制暴露刺激的等级。与此同时，我们也要激励来访者克服恐惧，不做出回避行为。

有的来访者由于工作需要，无法回避演讲，但是他有表演型社交焦虑障碍，害怕在公共场合演讲。我们就可以让他先在对他来说比较安全的两三个同事面前演讲，然后在他以后的每次演讲中，逐次增加听众的人数。当然，也需要尊重来访者的自主权利，不能强制治疗。

此外，我们需要让来访者明白，不能对自己要求太高。每个人都可能在不同的场合、不同的要求下有一些恐惧。我们要求自己完全不恐惧也不是一种非常合理的想法。

第14讲
督导案例（二）——抑郁障碍

案例模拟

案例报告老师扮演来访者，和徐老师共同模拟初访过程。

治疗师：你好，我怎么称呼你？

来访者：你好，我姓左。

治疗师：好的。左先生，你好。你可能碰到了一些困难或者问题才会前来咨询，那么，能不能把你的情况介绍一下呢？

来访者：好的。三天前，我的身体开始有些不舒服，总是感觉紧张、害怕，懒、乏力，还会出汗，不愿意动，也不愿意去上班。我以前曾经得过抑郁障碍，所以我害怕是以前的病症复发，所以想趁着时间短，赶紧来看一看，我现在是不是需要做一些检查或者接受治疗。

治疗师：谢谢你告诉我这些，我想我们可能需要花一点时间把现在的状况了解得更清楚一些。

你说你三天前身体开始不舒服，是不是？那么能不能描述一下发生了什么事之后开始感觉身体不舒服？

来访者：一个月前，我到一家快递公司工作。一开始干得还挺顺心的，但是干到第十天时，问题来了。我去客户那里收快件时，客户已经把快件包装好了，要寄给她在外地的女儿。当时我没有检查，就把快件带回公司。我们公司的管理特别严格，我怕快件里装了违禁品或者其他不让邮寄的东西，就打开检查了一下，看到里面有两件衣服和一件易碎品，其中一件衣服是女性内衣。我觉得客户之前的包装不是很符合标准，怕在运送的过程中出现什么问题，就把这几件物品重新包装了一下。这时，我才想起来自己还没有和客户说明快递员需要检查快件中的物品，以及快件需要重新包装，就给客户打了个电话。客户一开始听到重新包装快递不收费，还挺开心的，觉得我们的服务很到位。但是后来她想到里面有给她女儿的内衣，而我是男性，就有点不开心，因为我没有经过她的同意就打开包裹检查，要投诉我。一听到她要投诉，我就有点紧张，赶快把这件事汇报给了我的两位领导。

两位领导分别跟客户打了电话，协调这件事，最后客户没有投诉，事情也平息下来了。这件事发生后，我总是觉得紧张、害怕。如果我真的被投诉，可能就要受到非常严厉的处罚。虽然当时客户没有投诉我，但我还是怕公司追责，也担心我的失误会牵连上级。

我在快递公司上班后，几乎每天都要加班。以前我都是五点多就能回家做饭，现在每天要晚上七点多才能回家，感觉特别累，没有办法照顾家庭。我本来想，到快递公司工作能多挣些钱，现在看来，在这儿挣钱没那么容易。一个月能赚七八千元的人只是极少数人，大多数人每个月只能拿到三四千元。我慢慢觉得这个岗位不太适合我，就开始有一系列不舒服的反应，不想再去上班。一提到上班，紧张、焦虑、害怕等一系列情绪就出来了。

治疗师：在我的理解中，你在让自己的操作符合公司的规定，更好地为客户服务的过程中，因为一点疏漏，与客户产生了误会，你担心客户会投诉你，所以产生了很多担忧。尽管后来你们领导和客户协商一致，你没有被投诉，问题也解决了，但你心中还是有很多担忧，对吧？那你能不能告诉我你具体担忧的是什么？比如，如果发生了什么事情，可能会给你带来什么样影响。

来访者：具体的担忧就是，如果我被投诉了，我可能会被惩罚，比如被罚款、被处分等，我的领导也可能会因此受牵连。我们公司的快递员每人一年有 20 分的考核总分，考核实行扣分制，如果分被扣光了，可能就要走人了。

治疗师：你主要是担心自己以后可能还会在不经意间出现失误，导致一些无法意料的、不可控制的、不好的事情发生，是这样吗？

来访者：是的。

治疗师：我想了解一下，失误带来的后果，比如经济上的损失，名誉上的损失，领导受到牵连等，对你的情绪具体会产生什么影响？你能不能具体描述一下，这些状况的发生给你带来的不舒服，在情绪上、身体上有哪些具体表现？

来访者：我会担心、紧张、害怕，担心自己牵连领导，领导会对我有意见。想到这里我就会产生羞耻感，会出汗。我平时挺能出汗的，遇到这种情况，身上的汗就更会不住地流，很快衣服就会湿透。

治疗师：所以出汗对你来说意味着什么？你会因为自己出汗而担心什么吗？

来访者：我对这一点倒没有过多的担心。

治疗师：不会担心别人怎么看待你出汗，也不会担心出汗可能是一种不太好的表现，是不是？

来访者：我对这些反而不担心。

治疗师：好的。除了出汗，还有没有其他不舒服的表现？

来访者：还有我躺在床上不能很快入睡时，以及我早上醒来身体还没动时，我能感觉到我四肢的肌肉有紧绷感，像被针扎着一样。

治疗师：像被针扎着一样是指有痛感吗？还是因为紧绷所以感觉有一点点疼？

来访者：主要还是紧绷感。

治疗师：你有没有想过这种紧绷感对你来说意味着什么？

来访者：没有，我不太理解我的身体为什么会有这样的反应。

治疗师：有的人如果注意到自己的身体有一些不舒服，可能会产生一些担忧。他们可能会想，身体不舒服是不是意味着自己会生什么病。你有这样的担心吗？

来访者：那没有。我对躯体症状没有担心。因为我得过抑郁障碍，我知道那是伴随我的情绪出现的症状。包括很明显的乏力、不愿意动等，都是伴随我的情绪出现的症状。

治疗师：因为差点被投诉，你开始有很多担忧。你害怕因为失误而出错，受到指责或者惩罚，也为此感到焦虑，身体上出现这些不舒服的感觉。那么你是如何处理你的恐惧、焦虑和身体上不舒服的感觉的？

来访者：我就是不想去上班。

治疗师：你说你不想再去上班，那么上班对你来说意味着什么？上班会让你的压力更大，或者感觉更不舒服吗？

来访者：我会感觉特别害怕、紧张，感觉脑袋是蒙的，我觉得自己完全无法应对工作，什么都做不了。

治疗师：也就是说，你觉得你没有能力胜任这份工作？

来访者：是的。

治疗师：你从什么时候开始，感受到这么大的压力，觉得自己无法胜任这份工作？

来访者：三天以前吧。

治疗师：顾客差点投诉你的事件就是三天前发生的吗？

来访者：不是，大概是 20 天前。我在这家公司工作大概一个月了，那件事是发生在我到这家公司的第十天。

治疗师：也就是说，你的问题在事情发生后的 20 天左右逐步加重，但是这段时间内你还在坚持工作，是不是？

来访者：是，很痛苦。

治疗师：你的意思是说，你带着自己的担忧坚持工作。那么我想了解一下，你在做具体的工作时，都会担忧什么呢？

来访者：送快递的时候，我会想，我万一找不到收件人的地址怎么办？我万一把快件送错地方了怎么办？我万一收寄了不应该收寄的快件怎么办？如果填写地址时，填错了怎么办？

治疗师：所以你有很多这种担忧，是不是？

来访者：是的。

治疗师：那么在你看来，犯了这些错误的结果，似乎都是灾难性的。

来访者：反正结果是糟糕的，我不愿意面对犯错带来的结果。

治疗师：你怕自己的担忧变成现实，自己会受到处罚吗？

来访者：是的。想到这些的时候，身体上很多不舒服的感觉就出来了。脑袋是蒙的，情绪也非常不好。后来就慢慢不再想惩罚的事儿，想的就是赶快辞职。

治疗师：所以你注意到自己身体上的不舒服与你想到那些可怕的事情可能会发生有联系，是吗？

来访者：是的。

治疗师：你想到了一些可怕的后果，就会身体不舒服，是这样的吧?

来访者: 是的。

治疗师: 好的。你刚才前面提到,你之前有过抑郁障碍,是吧?

来访者: 是的。

治疗师: 这次出现的问题和之前得抑郁障碍时的状况,有类似的地方吗?听上去,你现在除了焦虑、情绪低落、不想做事情,好像慢慢地也开始有一些抑郁。

来访者: 是,不愿意出门,不愿意动,特别懒,不愿意干活,好像有许多很明显的抑郁障碍症状。

治疗师: 那能不能说一说,你上一次抑郁障碍发作时的情况?上一次抑郁障碍发作大概是在什么时候?

来访者: 是 2006 年。

治疗师: 还记不记得,当时你在做什么?是在读书,还是在工作?

来访者: 当时是在工作。我在表姑家开办的工厂里干活,但是当时表姑也不在我身边,她的姐姐病了,所以她去照顾她的姐姐了。当时工厂不是很景气,就几个工人,我和几个工人都住在工厂里。当时我、我的妻子、我的妈妈和孩子分别在三个城市,家不像家,这让我觉得不舒服。一些身体不舒服的症状慢慢就出来了,比如手脚冰凉、小便困难等,而且也很懒、不愿意动。我吃了不少药,感觉都没有效果。后来有一天,我终于受不了了。没管表姑的姐姐还在住院,表姑还没回工厂,我就跑回家，找我的妈妈和孩子。当时我自己整天昏昏沉沉的，什么也不做，不管孩子，不工作。我妈妈领着我到处看病，医院的诊断就是抑郁障碍。

治疗师：也就是说，你的抑郁障碍发作时，你还在你表姑开办的工厂里工作，是不是？

来访者：对。

治疗师：你最初注意到的是身体上的一些不舒服，比如说手脚冰凉，对不对？

来访者：对。

治疗师：在你看来这些都是不好的症状，对吧？

来访者：对。

治疗师：当时在工作或生活中，有没有发生什么事情？

来访者：没有发生什么事，主要就是当时孩子很小，还不到 1 岁，一家三口分别居住在三个地方。我后来翻那时候的照片，也能发现自己当时的状态很不好，总是愁眉苦脸的，眼睛也常是发红的。

治疗师：你当时多大？

来访者：20 多岁。

治疗师：从你的话里我能感觉到，你认为一家三口分别住在三个地方是一个非常不理想的状态。这样的状态对你来说具体意味着什么？对你的生活和内心产生了什么影响，导致你觉得自己当时的生活很惨？

来访者：从小我就不太独立，也就不太自信。如果有人带着我做事，我可能就会想得比较全面，能将事情做得很好；如果让我独自做事，我总会担心自己做不好，心里没底。我好像习惯有人能在我身边。也因为这样，我比较顾家，家庭对我来说比事业重要，我一直希望工作压力不要太大，一家人能快快乐乐地在一起。平时家里的家务活也是我干得多一点，我赚的钱也一直没有我爱人赚的多。

治疗师：你20多岁第一次患上抑郁障碍的时候，觉得是因为自己不够独立。当时你在你表姑的工厂里工作时，会有什么担忧吗？会不会担心自己因为一些失误受到批评、惩罚或者牵连别人？

来访者：有些想不起来了。

治疗师：你怎么理解你现在遇到的困难？比如为什么你会碰到这样的困难，为什么你会这么害怕受到惩罚？你从小到大的什么经历让你联想到这些？

来访者：我觉得可能有一件事情跟我现在的状态有关系，但我不太确定。我在去表姑家的工厂干活之前，做过夜班出租车司机。

大概是2003年的某一天夜里，一个男性上了我开的车后，我还没开出多远，又有两个男性上车。他们3人都坐在车上后，我觉得特别不对劲。他们要求到一个很偏远的村子。我先开到了一个警局附近，要求他们下车，他们不下。后来到了他们要求去的村子村口，我发现那儿的一个小商店里有人，就在那儿停了车，再次要求他们下车，他们依然没下车，说"别的司机都能给我们送到地方，你不把我们送过去，我们还不如回去"。我就开着车往回走，经过一条公路的时候，他们要求停车。我就想：不对，坚决不能停车。随后，他们中就有人拿出匕首来。当时出租车驾驶位上有防护栏，但他们还是隔着防护栏，捅了我身体右侧七八刀。当时我的右手就不会动了，不过我还是没有停车。我把车开到一个工厂附近，赶快停下，就拼命地往工厂的方向跑，跑到有其他人的地方，一下就瘫倒了。他们3人一开始还追我，后来看到其他人，转头往回跑，把出租车开走了。

我被送到医院，神经、肌腱都受伤了。我住院养伤，给警察提供了一些关于他们体貌特征的线索。他们还用我的手机给我的家人打过电话，我把电话号码提供给警察之后，警察抓住了他们，他们除了那天捅伤我之外，还做过其他犯法的事，被判了20年有期徒刑。当时受伤留下的疤也一直留到现在。我不知道这件事和我出现抑郁的症状有没有关系。

治疗师：所以算起来，这是在你第一次抑郁障碍发作的3年前发生的事情，对于你来说，这是一个很大的伤害性事件。有的人碰到类似的事件可能会不敢再走夜路，常做噩梦。那么，这个事件对你的生活和工作有什么影响吗？

来访者：我肯定不会开出租车了，但是好像没有不敢走夜路或者总是做噩梦。我后来找的工作，都是有人会一直陪着我做的，我也不知道，这和我当时晚上一个人开出租车被伤有没有关系。

治疗师：关于这件事情和你现在的症状之间有没有联系，你第一次抑郁障碍发作到底和哪些因素有关，第一次抑郁障碍发作和这次的问题出现有没有联系，这些问题我们还需要花更多时间了解。此外，我还需要知道你的家人有没有抑郁障碍病史，你的早年经历，为什么严厉的惩罚会给你带来很大的困扰，会让你感到担忧、焦虑，出现身体上的不舒服等都会帮助我们进一步理解你的问题。非常感谢你能够把这些情况告诉我。

思路分析

患有精神障碍的来访者第一次来咨询时，我们一般都要先了解他最近一次病症发作的情况和过程。通过来访者对生活事件的描述，了解来访者是如何起病的，理解来访者现在是如何看待生活中的问题的，并通过五因素模式，找到来访者症状维持和加重的原因。

我问来访者，某件事情对他来说意味着什么，就是为了帮助来访者寻找自己的自动想法和信念。识别来访者自动想法的目的主要是：第一，让来访者意识到他的情绪不是由事件直接决定的，与他对事件的看法紧密相关；第二，让来访者意识到他对事件的自动想法跟他的情绪，包括抑郁、焦虑等息息相关；第三，帮助来访者识别他的自动想法是否与事实不一致，或者是不符合逻辑的。

但只了解一个特定事件，只能得到来访者对特定事件的看法，看不到他的认知规律。所以，我们还需要了解他的一些早年经历，理解来访者的一些信念和行为模式是如何发展出来的，以及他当下碰到的困难和早年经历中发展出来的信念和行为模式之间有什么联系。

案例描述没有提及他的成长经历，所以根据目前的资料我们无法对这位来访者了解得更深入。但分析这个案例时，我们可以有这样的假设。灾难性的认知模式往往是从小时候起建立起来的，比如小时候因为没做好一些事情，受到了很严厉的惩罚，他就可能形成"我必须将所有事都做到最好，否则我就会受到惩罚"的信念。

来访者说他第一次感觉到抑郁是因为他的家庭成员分居在三个不同的地方。但在我看来，这并不是他抑郁发作的充分必要条件。所以我们需要尝试理解，他的生活和内心发生了什么变化，比如他的家庭成员分居在三个地方对他来说意味着什么，以及这种情况是否触动了他小时候的一些什么经历。此外，我们也需要了解，他上一次患上抑郁障碍是怎么起病的，是怎么好起来的，接受的是药物治疗，还是心理辅导。

来访者已经出现了比较明显的抑郁障碍症状，比如情绪低落、兴趣减退，以及一些生理反应。很多患有抑郁障碍的来访者感到焦虑时会出现心慌、出汗、尿急、尿频等生理反应。这些生理反应与交感神经、副交感神经不仅有关，而且密切相关，是交感神经、副交感神经的功能反应。

但在来访者已经叙述出来的情况中，不包括他到底是怎么起病的，我们很难将他最近一次症状的发作和其他事件联系起来，并就案例中的访谈内容建立完整的案例概念化。根据目前了解的信息，我们可以建立情境水平的概念化。

这位来访者最近一次抑郁发作的直接原因不是事件，而是认知歪曲，他习惯于灾难性地解释自己的错误和没做好的地方，认为自己会受到惩罚，甚至要承受更坏的后果。这是维持和加重他抑郁的一个因素，很容易让他陷入抑郁、焦虑，从而采取回避的行为模式，也就是辞职。回避可以在短期内缓解他的焦虑，但是从长期来看，回避会加重他的焦虑，损害他的社会功能和自尊，导致他没有机会检验他的忧虑和现实是否一致，可能会不断地暗示他"我不行""我没有能力"。这些都会让他变得更加抑郁，是我们需要通过心理教育，帮助来访者理解的。

一些患有抑郁障碍的来访者的核心信念比案例中的来访者更容易暴露，他们总说自己没用、无能、很自卑，这并不影响治疗的方式。我们只能说这样的来访者问题比较严重，他们的消极核心信念很容易表露出来。不管来访者的核心信念暴露得早，还是晚，暴露得容易，还是不容易，干预的方式无非都是心理教育、修正认知等。

我们需要尝试帮来访者寻找一个让他们感到自己无用的生活事件，让他们看到他们看待自己的方式。无能、自卑这样的表达是非常抽象的、笼统的，我们要让它们具体化，不要让来访者一刀切地看待自己的问题。我们需要问患者："能不能告诉我，你做的什么事情让你觉得自己没用？"这样的来访者往往认为事情非黑即白，认为自己要么是成功的，要么是失败的。当然，他们中的大部分人常常认为自己是失败的。我们要帮来访者看到他们自己看不到的。比如某件事情的结果并没有他们想象得那么好，我们就可以问他们："你有没有发现，你在做这件事的过程中，有没有一点进步或者一点收获？你自己身上有没有一些和以前不一样的地方？"我们需要用具体的技术，帮助他们纠正绝对化的思考方式。

如果来访者两次患上的抑郁障碍是经历相似的事件后，由同一种认知模式带来的，那么他两次患上的抑郁障碍就可能是相同的，否则就可能是不同的。

这位来访者以前被刀捅的经历是一个危及他生命的创伤性事件，但他是否患有创伤后应激障碍，我们还不能确定。据研究表明经历创伤事件后，真正出现创伤后应激障碍的比例为百分之十几到百分之二十几。这意味着大多数人其实能够应对创伤。所以一些人即使经历过创伤事件，也未必会患上创伤后应激障碍。案例中的来访者还能正常工作，所以我们还无法将担心自己被惩罚和曾经经历过被捅伤的创伤建立起必然联系，这是我们需要继续探索的。

在精神障碍的诊断标准中，与创伤有关的障碍包括创伤后应激障碍和急性应激障碍。单独一个强烈的、异乎寻常的事件就可能给人带来急性创伤，比如地震、被绑架、被强奸等。慢性创伤往往是发展性创伤，也叫复杂创伤或者二型创伤。一些人早年经历中被忽略、被虐待带来的创伤，会逐渐导致人格出现问题。急性创伤和慢性创伤都可能致使应激障碍和人格障碍出现。

急性应激障碍一般不需要处理，很多患者经历地震等急性创伤后会出现定向障碍，在短期内出现兴奋、抑郁等情绪，很多人自己会慢慢缓解这样的症状。治疗创伤后应激障碍相对复杂。很多患者的警觉性很高，会回避特定情境，所以应该采取的最主要的治疗方式就是延长暴露。创伤后应激障碍患者经历的创伤性事件几乎都是异乎寻常的，会增加病人痛苦的。运用暴露技术时，要和患者一起选择他能够承受的恰当的暴露，让他在暴露时感觉到的焦虑程度由轻到重。

第15讲
督导案例（三）——发现来访者的信念和行为模式之间的关系

案例模拟

案例报告老师扮演来访者，和一位治疗师共同模拟初访过程。

治疗师：你好，欢迎你。请问我怎么称呼你？

来访者：我姓闫。

治疗师：好的，闫女士，我这样称呼你可以吗？

来访者：可以。

治疗师：你今天过来是因为遇到了什么问题吗？

来访者：我最近几年见人的时候特别紧张，吃饭、写字的时候手会抖得特别厉害，整条胳膊都会变得特别僵硬。现在只要一拿筷子、一碰笔，我的手就会抖。

治疗师：这种情况大概持续多长时间了？

来访者：大概快十年了。

治疗师：闫女士，你今年多大？

来访者：30 岁。

治疗师：也就是说，从 20 岁左右开始，你就会在写字时手抖。

来访者：对。

治疗师：吃饭用筷子时手抖比写字时手抖出现得更早一些吗？

来访者：出现的时间应该是差不多的。

治疗师：是先感觉到见人紧张以后，才有这样的反应吗？

来访者：不是，是我读大专时，有一天和同学一起吃饭。同学发现了我手抖，然后问我："你的手怎么在抖？"从那以后，吃饭的时候，我的手就抖得越来越厉害，后来我就不能使用筷子了，写字的时候也开始出现手抖的情况。

治疗师：也就是说，你最早感觉到手抖，是因为和同学在一起吃饭时，同学问你"你的手怎么在抖"，是吗？

来访者：是的。

治疗师：当时同学特意提到，你吃饭的时候手在抖，你想到了什么？

来访者：当时没想什么，只是再和同学一起吃饭的时候，就会特别紧张，特别怕别人又说我手抖。

治疗师：也就是说，你同学第一次提到你手抖的时候，你心里只是觉得紧张，很怕别人发现这件事，对吗？

来访者：同学第一次提到的时候，我没有紧张，后来才觉得紧张。

治疗师：也就是说，同学第一次提到你手抖的状况时，你没有觉得紧张，事后想起来，很担心再被别人发现，就觉得很紧张，是这样吗？

来访者：是的。

治疗师：我们可能在很多情况下都会紧张。那对这件事的紧张带给你什么感受呢？

来访者：特别慌。

治疗师：你很在意这件事时，头脑里有什么想法？

来访者：特别害怕，觉得自己跟别人不一样，怕别人发现我吃饭的时候手会抖。

治疗师：怕别人把你当成不太正常的人吗？

来访者：差不多。

治疗师：你有这种想法的时候，有躯体上的反应吗？比如你吃饭的时候如果想到这些，会不会觉得手忽然一抖，或者会不会有出汗或者心跳加速等躯体上的反应？

来访者：躯体上的反应应该就是整条胳膊都特别僵硬，有时会有一点心慌。

治疗师：你会怎么应对这些躯体上的反应呢？比如吃饭时感觉特别紧张，整条手臂都发僵了，你会怎么做呢？

来访者：我会尽量不跟大家一起去吃饭。

治疗师：尽量一个人吃饭，回避别人的目光，对吗？

来访者：对。所以就慢慢地不和别人一起做什么事情了，见人也特别紧张了。

治疗师：见人也会很紧张，希望跟别人打交道的时间越少越好，是这样吧？

来访者：是，特别不希望被别人关注。

治疗师：后来发现写字的时候，手也会发抖，对吧？

来访者：对。

治疗师：你还在哪些情况中会有紧张、手抖或者胳膊僵直等反应呢？

来访者：现在我偶尔会出去相亲，在喝水或者饮料时，会很紧张，怕水或者饮料洒出来。

治疗师：相亲时，会有这样的担忧，对吗？

来访者：对。我尽量避免跟别人一起吃饭，但是有的时候两个人会一起坐下来喝点什么。在那种情况下，我都不敢去拿杯子，怕自己手抖，把水或者饮料洒出来。

治疗师：担心别人看到你的手抖，会笑话你，是吗？

来访者：是的。

治疗师：所以就巴不得和对方相处的时间越少越好，对吗？

来访者：对。还有一种情况——我坐公交车时特别害怕有人看我。

治疗师：如果别人看着你，你会有什么感觉呢？你会想到什么？

来访者：我怕自己会手抖，怕有人觉得我和别人不一样。

治疗师：比如现在你重新回到公交车上，有人正看着你，你心里怕别人觉得你和别人不一样，会唤起你什么感觉，或者说你会产生什么感受？

来访者：就是会特别紧张。

治疗师：除了紧张之外，你还会有一些什么情绪？比如会不会因为很别扭，觉得气愤、恼怒呢？

来访者：就是想避开看着我的人。

治疗师：在这些让你感觉到紧张的情况中，你的反应会有一些相似，比如会觉得胳膊僵硬、想躲开。你自己是怎么看待这个问题的？

来访者：我觉得有这个问题可能是因为我比较内向，不太擅长和别人接触。

治疗师：你觉得现在问题有没有加重的趋势？

来访者：有，我这次来到这里，就是因为问题比以前严重了。

治疗师：在发现自己有这个问题后，直到来这儿之前，你做过心理咨询或者心理治疗吗？或者你有没有想过通过一些其他的办法处理这个问题？

来访者：一开始，我和我家人都没有特别关注过这个问题。

治疗师：开始的时候，觉得影响还不太大。

来访者：对。这两年才开始看病。

治疗师：我还想请问一下，你选择这个时间来找我，有什么特别的原因吗？你碰到了什么特别的事情吗？

来访者：就是感觉自己很多时候会极度焦虑，笔都不能碰了，不能当着别人的面吃饭，这些让我的工作也受到了非常大的影响，我已经无法正常工作、吃饭了。

治疗师：也就是说，你的问题进一步加重了，工作和日常生活都已经受到很大的影响。

来访者：对。

治疗师：那么我想了解一下，你的问题对你的影响已经这么大了，你有没有为了让自己在吃饭、写字等时候好受，用一些方法处理自己手抖的状况？

来访者：有。吃饭或写字的过程中手抖时，我会用左手抓住右手，帮助右手发力。

治疗师：在左手的帮助下，控制右手的动作，是吧？

来访者：是的。

治疗师：这个方法的效果怎么样？

来访者：一开始还有用，现在问题严重多了，就不太管用了。

治疗师：很感谢你能信任我，跟我说这么长时间以来你最担心的问题。那么，我想问一下，你现在心里有没有一个目标，你这次来找我做咨询主要想针对性地解决什么问题？

来访者：我就是希望我吃饭、写字的时候，手不要再抖了。

治疗师：也就是希望自己手抖的情况能够好转，对吧？

来访者：对。

治疗师：除此之外，还有吗？

来访者：希望自己在人际交往方面的能力得到一定的提升。

治疗师：好，那我们进一步考虑一下，你觉得你的人际交往能力得到提升的标志是什么？也就是说，你有什么样的状态或者做了什么事情能表明你的人际交往能力得到了提升？

来访者：除了我特别熟悉的朋友之外，我还可以接触其他人，和他们正常交流。

治疗师：也就是说，能够比较自如地与人交往，不会觉得那么紧张；不管和人聊天时，还是与人有目光交流时，都不会有那么多担忧，是这样吗？

来访者：是的，是的。

治疗师：好的。在以后的访谈中，可能还有更多的信息加入我们对这个问题的认识中，让我们对这个问题各方面的认识进一步发展。那现在我们先回顾一下今天的初次访谈。你提到了和同学一起吃饭时，同学提出你的手抖，随后你产生了一些情绪、想法、生理反应，比如紧张、焦虑，怕别人认为你和别人不一样，拿起筷子的时候手臂僵直、手抖得厉害，等等。为了应对这些情况，你会尽量不和别人一起吃饭。是这样吧？

来访者：是的。

治疗师：我们现在回头来仔细看一下，最初同学提出你吃饭时手抖这个事件和你产生的这些情绪、想法、生理反应和应对行为这几个因素之间，是相互影响的。你能感受到吧？

来访者：可以。

治疗师：当初的事件其实比较简单，同学只是这样说了一句"你的手怎么在抖"，你就担心"他是不是觉得我和别的同学不太一样，不太正常"，紧张的感觉就越来越严重，身体上的反应也越来越强烈。如果让你回到当时的情境中，你再想一下，同学和你说"你的手怎么在抖"，可不可能是出于其他的想法呢？

来访者：现在再想当时的情境，我觉得他可能认为我有病。

治疗师：还有其他的可能吗？

来访者：可能觉得我和别人不一样，我做得不好。

治疗师：在你心里，你在多大程度上相信这位同学说"你的手怎么在抖"是因为他觉得你跟别人不一样，你做得不好？

来访者：我觉得我几乎完全相信他是这么想的。

治疗师：你几乎百分之百地相信他觉得你和别人不一样，你做得不好，是这样吗？

来访者：是的，因为我自己都觉得我跟别人不一样。

治疗师：你同学说这句话时，有没有可能只是觉得你有你自己的特点，并没有觉得有这样的特点是一件不太好的事情呢？

来访者：我觉得他就是认为我有不好的地方。

治疗师：你坚定地认为，他这样说是因为觉得你有这个特点是一件不太好的事情，他当时的想法是会让你很紧张的想法。

来访者：对，他可能会想"这个人怎么是这样的"，我很怕别人说这样的话。

治疗师：别人这样说，你就会觉得，别人是在贬低你不好，不如别人，是这样吗？

来访者：是的。

治疗师：面临一些其他事情时，这样的想法也会很快跳出来，带给你不好的感受。比如去相亲时，你担心拿着杯子会把水洒出来，也是因为担心别人可能会认为你不好，不如别人，是这样吧？

来访者：是的。

治疗师：这种担心让你宁愿回避这些情况，不出现在别人的视线里。这样会让你感觉安全一些。

来访者：对。

治疗师：所以面对陌生人的时候，你会紧张得更厉害一些。

来访者：对。

治疗师：很多时候你可能在没有探究出别人到底是怎么看待你的情况下，主动认定别人会这样去看待你，笑话你或者批评你，所以宁愿先回避，是吧？

来访者：我也尝试过跟别人接触，但是我的手一抖，我就没有继续与别人接触了。

治疗师：手抖带给你很大的影响。

来访者：对，因为手抖得太明显了，现在手抖好像已经变成条件反射了。比如只要一拿筷子或一动笔，甚至一提到吃饭，我的胳膊就会僵硬。

治疗师：主要还是在与吃饭、写字相关的情境中，会感到胳膊僵硬、手抖，对吗？

来访者：对。在其他情境中，我尽量不用手，尤其是有陌生人在的时候。

治疗师：那么我想问一下，你见到陌生人时的紧张，和需要用手吃饭、写字或者拿东西而感到胳膊僵直时体会到的紧张，是差不多的吗？

来访者：应该差不多，但还是吃饭、写字或者拿东西时手抖会让我更难受一些。

治疗师：好的，我们今天主要对你的基本情况进行了收集。以后我们可能还会讨论有关这个问题的其他方面，比如你的成长经历，在社会上碰到的事情，了解你的紧张是如何发展出来的，受什么影响，和什么相关，更加深入地理解你的问题。今天我们的初次访谈就先到这里，好吗？

来访者：好的，谢谢。

督导过程

徐老师：这个案例是比较复杂的，请问案例报告老师给这位患者的诊断是社交焦虑障碍吗？

案例报告老师：是的。

徐老师：她写字时会手抖，有没有可能患上了书写痉挛？书写痉挛其实是一种神经系统疾病，是局部肌张力障碍的一种。我们在评估阶段有没有排除患者患上这种疾病的可能？

案例报告老师：她去医院做过专项检查，已经排除了这种可能。她到我这儿求助，吃了抗焦虑的药后，症状有所缓解。

徐老师：她有没有在你面前写过字？

案例报告老师：她以前不愿意，现在可以在我面前写字了。

徐老师：她现在写字时手还会抖吗？

案例报告老师：会抖，你越关注她，她的手抖得越厉害。

徐老师：她现在写出来的字和她出现手抖的症状之前写的字差别大吗？

案例报告老师：她现在写的字不是特别好看，看起来像用左手写的。

徐老师：你有没有让她用左手写过字呢？用左手写字时，她的左手会抖吗？有的时候两只手会相互影响，所以我们需要了解一下这个问题。

案例报告老师：用左手时，抖得没有那么严重。

徐老师：那么，案例报告老师有没有问过她，别人注意到她写字时手抖对她来说意味着什么？

案例报告老师：她怕自己有病。

徐老师：有病具体指的是什么？

案例报告老师：就是和别人不一样，怪怪的。她很害怕别人认为她有精神病。

徐老师：所以她主要害怕的就是别人把她看成是和别人不一样的人，别人会认为她不正常，或者有精神病？

案例报告老师：对。

徐老师：这位患者第一次出现手抖的症状是什么时候？

案例报告老师：上大专，和别人一起吃饭时，有人第一次指出了她手抖。从那时起，她吃饭和写字时就会手抖。

徐老师：看来这位来访者很在意别人怎么看待她，她怕别人注意到她写字时手会抖。

案例报告老师：对。

徐老师：那你能不能理解，她为什么会对别人说她手抖那么在意？别人指出她吃饭时手会抖，可能只是关心她或者好奇。人在紧张或者疲劳的时候，手就可能会抖。

案例报告老师：她说，第一次有人指出她手抖时，她并没有在意。但是再吃饭时，她就会注意这个问题。和别人在一起吃饭时，她就会怕别人发现她和别人好像不太一样。她怕别人觉得她做得不够好，会说"这个人怎么这样啊，她的手会抖，是不是有病啊"之类的话。

徐老师：这是来访者自己思考的过程，是吧？

案例报告老师：对，是她自己曾经说过的。

徐老师：那么作为治疗师，你是否能够理解来访者为什么这么在意自己会手抖，会把手抖看成是不正常的？

案例报告老师：她很在意别人对她的评价，怕自己做得不够好。

徐老师：她在上大专之前总认为自己做得不够好，不正常，有病吗？

案例报告老师：她是一个特别爱胡思乱想的人，很内向，在意别人的评价。

徐老师：好的，这一点我们已经了解了。我们还需要尝试理解，为什么别人说一句关心的话或者表达自己好奇，就会让她认为自己好像有缺陷，是不正常的，如果别人看到她手抖，就会认为她有病。

我们先不讨论她的手抖到底是器质性的还是心因性的，从她的描述中我们能感受到，她赋予了手抖很多消极意义。那么，你有没有问过她，如果别人真的认为她有病，认为她不正常，对她来说意味着什么。她有没有想象过一些让她担心、害怕的具体情况，比如别人因为她手抖不理她。

案例报告老师：我问过她这个问题。她就是怕朋友会不再跟她接触，很难再交到新朋友。她现在还是单身，特别担心自己以后找不到对象。

徐老师：我们可以发现，她其实有很多对她来说非常可怕的担心，这些担心都会让她感到害怕、焦虑。为了处理自己的害怕、焦虑，她就会发展出一些行为应对模式，对不对？

案例报告老师：对。

徐老师：她不在别人面前写字，对不对？

案例报告老师：对。

徐老师：她会不在别人面前吃饭吗？

案例报告老师：她会尽量避免跟别人一起吃饭。她在工作单位食堂吃饭的时候，也要靠同事帮她盛好饭，她尽量不自己盛饭。

徐老师：不盛饭也是回避行为，对不对？

案例报告老师：对。

徐老师：这样的行为也加重了她的担忧，是这样吧？

案例报告老师：是的。

徐老师：她一个人在家里吃饭时手会抖吗？

案例报告老师：她妈妈去世了，她爸爸对她特别关心。吃饭时，她爸爸都会陪着他，所以她几乎不会一个人吃饭。在家吃饭的时候，她也会觉得手很僵硬。

徐老师：也就是说，她身边总是有人的？

案例报告老师：是的。但是她写字的时候，一个人在房间里，手还是会抖。

徐老师：她身边没有人的时候手也会抖。

案例报告老师：对。后来我和来访者发现，她的情绪变化与她手抖的情况关联性也很大。我曾经让她把她练习时写的字给我看，从她写的字上，就能明显地看出这一点。她心情特别好的时候，手抖得不那么厉害；心情不好的时候，手抖得非常明显。

徐老师：好的。那么你看你是否方便回答，她爸爸对她的要求是不是很高？

案例报告老师：还好吧，她爸爸对她的要求不太高，但是她家里就她和她爸爸两个人，所以她爸爸会关心、关注、管教得多一些，可能总会问她"你吃饭时手还抖不抖""写字时还抖不抖"，并对她说"没事"。她爸爸越这样说，她可能就越紧张。

徐老师：那么你在治疗的过程中是否能够理解，她为什么这么在意别人怎么看她？

案例报告老师：她就是觉得自己不够优秀，老觉得自己做得不够好，特别在意别人的目光。她有时候出门后，会因为对自己穿的衣服不太满意而心情不好，她希望自己能表现出最好的样子。

徐老师：很多患有社交焦虑障碍的人会觉得自己表现得不够好，但是不会怕别人认为自己有精神病。她的症状比有书写焦虑的人更严重一些。她是否有一些成长经历能够帮助我们理解她为什么这么在意别人的看法？

案例报告老师：除了她爸爸经常管教她以外，她过得还是比较顺利的。小的时候，她特别外向、活泼，像个男孩一样，上初中以后，就慢慢变得特别内向了。她妈妈是患癌症去世的，当时她已经20多岁了，所以对她现在的问题也没那么大影响。

徐老师：这位来访者有家族病史吗？

案例报告老师：没有，她告诉我，只有姨妈家的表哥有一定程度的抑郁。

徐老师：这位来访者一直在你这里接受治疗吗？

案例报告老师：是的。

徐老师：你能描述一下治疗过程吗？

案例报告老师：问了她基本情况之后，我们就开始按照认知行为治疗的步骤进行治疗。她能够慢慢地发现自己自动想法等方面的问题，也能找到各种反对自己自动想法的证据。她觉得自己的想法有问题是自己以前就知道的。在我们的交谈中，她慢慢地将自己的问题都归结成了一个词——自卑，所以她觉得自己需要通过练习更加自信。

在后来的治疗过程中，我们的重点其实更偏向于社会训练。她到我这里治疗到现在差不多快五个月了，但是最近一个月左右，我发现治疗已经无法进行下去。因为她现在的精力完全集中在社会训练上，希望自己手抖的状况能得到迅速改善。

徐老师：那么目前根据你的描述，我还是不太能理解，她为什么会执着地认为"如果别人看到我手抖，就可能会认为我不正常、有精神病，可能会看不起我"。大部分人都会默认自己是正常的，比如我们对一个相对健康的人说"你怎么手抖啊"，她最多会担心"我的手会不会有问题"，或者告诉我们"这没关系"。这位来访者是否有什么经历能够帮助我们理解她的认知歪曲呢？手抖确实是她自卑的一个表现，她似乎不能肯定自己，你有没有跟她谈论过，是什么经历导致她自卑呢？

案例报告老师：她一直觉得自己顺风顺水，没有经历过任何波折，也没遇到过任何重大事件，甚至觉得自己以前生活中的方方面面都特别好。

徐老师：那她以前是接纳自己、欣赏自己、肯定自己的吗？

案例报告老师：不是。虽然她以前过得很顺利，但是她也爱胡思乱想，特别不自信。

徐老师：那么在治疗的过程中，你是否能够和她一起建构她的自卑呢？你知道，有的人小时候总是被贬低，就会认同别人对她的看法，认为自己很没能力。但是这位来访者的经历现在好像还不能帮助我们理解她的自卑。

案例报告老师：这样说的话，应该和她爸爸有关系。她妈妈性格特别好，人也特别和善，与周围人的关系也特别好。她爸爸虽然对她要求不高，但是会经常管教她，会说"这么简单都做不好""这样做才对"，爸爸经常这样唠叨她，就导致她没什么主见。

徐老师：在进行认知行为治疗的过程中，我们也许不会针对来访者的客体关系做很多工作，但是我们需要尝试理解来访者的早年经历，让他们发展出了什么信念。一般人不会因为别人认为我们身上有和其他人不一样的地方，就怀疑自己有精神病。她内心对自己非常不肯定，一旦手有一点抖，她就认为"如果别人注意到我，别人就会认为我不正常，会认为我有精神病"。我们可以假定，这样的想法背后藏着的信念是"我只有表现得绝对正常，别人才不会认为我是精神病"，当然，假设是否成立还需要我们找到证据验证。如果这个假设成立，那么她的核心信念可能包括"我是不正常的"或者"我身上总是会出现问题的"。目前我们了解的她的早年经历，还不能帮助验证假设，理解她为什么会觉得别人看到她手抖，就会认为她不正常，有精神病。你对她的治疗如果针对她的焦虑，那么采取的主要方法是暴露治疗，对不对？你刚才说的社会训练指的就是书写训练吗？

案例报告老师：对，让她既当着我的面练字，回到家里自己待着的时候也练字。用各种方式练字是她每天都需要做的。除了练字之外，还让她多跟朋友出去吃饭。

徐老师：也就是让她在朋友或者家人面前用筷子，是吗？

案例报告老师：是的。

徐老师：效果怎么样？

案例报告老师：现在吃饭时手抖情况的改善比写字时好一点。她现在在家里和爸爸吃饭或者在外面跟朋友吃饭时，手已经不那么抖了。不过在单位食堂要自己盛饭时，如果后面还有很多人在排队等着，她就有一些不好意思，会特别紧张。她现在写字时手也没有刚接受治疗时那么抖了，但是她觉得自己还是跟正常人不一样，写的字不是特别好看。

徐老师：我相信，你们的暴露治疗做得很好。暴露治疗在我看来是缓解焦虑的重要方式。接受暴露治疗后，她的焦虑可能会逐渐消退。而且暴露也是检验她的认知和现实是否相符的行为实验。你有没有尝试问过她："你认为别人如果注意到你手抖，就会认为你和别人不一样，你不太正常，有精神病。但有没有其他可能呢，别人会不会不这么认为呢？"

案例报告老师：除了让她当着我的面写字外，我还应该当场问她这个问题，对吧？

徐老师：对，在来访者的认知方面，我们也应该做一些工作。很多来访者知道，身为治疗师的我们了解他们的病情，不会看不起他们。但他们会将很多不了解他们的人想象得比较糟糕。如果她能有不同的想法，能想到别人注意到她手抖并且向她提起这件事，可能只是出于好奇或者关心她是不是得了帕金森等神经系统疾病，她的焦虑可能就会得到一定程度的缓解。我们需要做一点行为实验，让她知道别人到底是怎么看待她的手抖的。

案例报告老师：我曾经让她和朋友一起出去吃饭的时候，验证别人对她的看法。之后她对我说："陌生人也不认识我，跟我也没什么关系，我不在意他们的看法就会感觉稍微好一些。"

徐老师：我们知道，很多来访者会理性地想"也许别人不会这样看待我"，但是他们依然会用回避的行为模式应对问题。换句话说，他们的认知和行为是分裂的。这些来访者也许也会想"陌生人没有看不起我"，但是如果他们有回避行为，就意味着他们的那些担忧，那些错误的、不符合事实的想法会一直存在于他们内心。而暴露则会帮助来访者整合想法和行为，真实地感受自己一些行为的结果，停止回避。只有让这位来访者真正体验到，现实中有人注意到她手抖之后，没有看不起她，没有认为她有精神病，她才能协调自己的认知和现实。感受到"别人确实没有看不起我，没有认为我有精神病"，她才能纠正自己的认知歪曲。

案例报告老师：是的，我们也一直在做暴露治疗，只是让她在陌生人面前暴露的情况比较少。

徐老师：她对陌生人会更加缺乏安全感，按照逐级暴露的方式，先让她在她熟悉的人周围接受暴露治疗也是没有问题的。

暴露本身就是调整认知，纠正认知歪曲的过程，没有体验过这种过程带来的认知改变，来访者就很难真正接受符合事实的认知，这一点也体现了认知行为治疗实际上并不是讲道理。

任何心理治疗都有帮助来访者扩大看问题的视野的功能。精神障碍患者对待问题的态度有僵硬、局限、刻板的特点，他们看不到自己的一些想法歪曲了事实，感到非常焦虑。越自卑、敏感的人越容易将自己身上的问题看得特别严重。治疗师和来访者可以被看成两位科学家，二者进行协同检验对于来访者认知的校正与重构是非常重要的。也就是说，治疗师和来访者要形成合作的治疗关系，和来访者讨论她的想法都有什么，哪种想法可能更符合事实，然后利用暴露治疗，让来访者产生焦虑的条件反射消退。

通过案例报告老师的描述，我们可以得知，来访者写字、吃饭等行为已经和焦虑建立了条件联系，我们需要通过建构来访者的自卑和心理教育，让来访者理解自己为什么会忧虑，为什么会采取回避行为，给来访者提供暴露的理由。

那么，案例报告老师目前对这个案例还有没有什么问题？

案例报告老师：有。她写字时手抖的状况现在并没有完全消除。我在帮助她做一些行为方面的练习，也在帮助她调整认知和自信心，但是现在我们好像进入了一个瓶颈期，她又急于想快速进入另一个非常好的状况中。接下来我该如何更好地帮助她呢？

案例报告老师：你认同了她的迫切愿望，可能就会感到无助和挫败。在帮助她减少回避的情况下，我们需要帮助她接受自己目前还需要逐步恢复的现状。她在写字时手是否会抖，现在无法完全靠她的意识支配。损害她心态的主要不是手抖，而是回避。

案例报告老师：她现在已经基本能接受自己手抖了，最让她觉得有压力的是她现在依然单身，她特别想找对象。她手抖的问题导致她无法让别人接纳她。撇开这个问题不谈，她现在可以慢慢接纳自己身体目前的状况了。

徐老师：与认为别人会觉得她有精神病类似，这也是一个认知歪曲。这种"别人注意到我手抖，就会不喜欢我"的想法，可能导致她不接触别人给她介绍的朋友。也就是说，认知歪曲才是她找不到另一半的直接原因。我们不应该将给她找到另一半设定为心理治疗的目标，因为这不是靠心理治疗能解决的。我们要鼓励她面对现状，克服自卑，不要回避，敢于尝试。

案例报告老师：也就是说，她没有真正接纳自己的行为？

徐老师：对。当我们理解她的自卑是怎么发展的，她是怎么处理自己的自卑的，就会发现，她的心中已经形成了回避的行为模式。她的症状主要表现为手抖，但不代表她只在用手书写和吃饭时有回避行为。她认为自己不优秀，担心找不到另一半，就可能在寻找伴侣这个问题上有回避行为，导致她维持自卑的状态或让她的自卑加重。治疗手抖只是一方面，也许你们接下来主要需要讨论的是如何改变她回避的行为模式。往往涉及症状缓解的问题时，我们需要与患者讨论她的信念和行为模式之间的关系。

案例报告老师： 好的。

徐老师： 改变行为模式可能需要触及来访者的核心信念，这是需要慢慢来的。非常感谢案例报告老师，给我们带来的模拟案例。很多认知行为治疗的原理，已经深入到你的实践中了，接下来要做的事就是不断练习。谢谢案例报告老师。

案例报告老师： 好的，谢谢徐老师。

第16讲
督导案例（四）——利用五因素模式了解来访者的心态和问题

案例模拟

案例报告老师扮演来访者，和一位治疗师共同模拟初访过程。

治疗师：欢迎你来到咨询室。请问我怎么称呼你呢？

来访者：你好，我姓李，

治疗师：姓李，我称呼你李先生可以吗？

来访者：可以。

治疗师：好，想问一下，你今天来到咨询室，是想咨询什么样的问题呢？

来访者：我在一家企业的实验室工作，最近一段时间总是莫名其妙地感到心慌，担心自己可能会随时随地猝死，无法安心做实验。

治疗师：我想问一下，你最近一次感觉心慌是什么时候？

来访者：最近几乎每天都有心慌的感觉，心跳会莫名其妙地加快。

治疗师：这种情况大概持续多长时间了？

来访者：将近有三个月了。

治疗师：那能不能请你说一下，你第一次觉得心慌，心跳加快，感觉自己可能猝死是在什么情况下呢？

来访者：三个月前，在一个初中同学群里，一位同学说我们班的另一位同学，因为患有特发性血小板减少性紫癜，突然身亡。听到这个消息之后，我就开始莫名其妙地心慌，心跳加快，担心自己可能会像那位同学一样猝死。

治疗师：也就是说，你听到一位同学突然去世，你就开始出现心慌的感觉，担心自己可能会像他那样猝死，对吗？

来访者：对，因为我自己也得过心脏病。

治疗师：那你以前有心脏病时，有没有过心慌、心跳加快的感觉？

来访者：我的心脏病其实有十年了，当时医生诊断为室上性心动过速。发病的时候我就会心跳加快，但以前从来没有像现在这样担心、害怕过，不会影响我在工作单位做实验。

治疗师：也就是说以前你的心脏病发病时，你也会心跳加速，但是那时你没有担心过自己可能会猝死。

来访者：没有。

治疗师：在你知道自己有心脏病的这十年里，大概的发病频率是什么样的？

来访者：大概一年会发病一次。发病时会突然感觉心跳加速，但有的时候我还没到医院，就会感觉好多了，比如有时候还会感觉恶心，吐一下，心跳加速的感觉就没有了。

治疗师：在你听说你同学的事情以前，当你感觉到心跳加速时，你会采取什么样的措施处理这种情况呢？

来访者：以前医生告诉我碰到这种情况，可以端一盆水放在面前，面部进水里憋会儿气，或者用手抠一下咽部，引发呕吐反射，然后吐出来一点，心跳加快的感觉就会终止。发病时，我基本上都会采取这两种措施。但是在半年前，我还是去医院接受了射频消融治疗。射频消融治疗对于治疗室上性心动过速的效果非常好。出院的时候，我曾经问过我的经治医生，我的病还会不会复发。医生说，复发率是3%。

治疗师：你觉得3%的复发率是高，还是低？

来访者：其实不算高。

治疗师：你觉得3%的复发率不算高，但你还是因为听到同学突然不在了，担心自己会因为心脏病突发而猝死，对吧？

来访者：对。其实我是医学博士，有一些医学常识。我感觉到心跳加快的时候，会把手放在心前区上感受一下。我能感觉到现在的心率没有接受射频消融治疗之前的心率快，但我还是担心我的心脏病会复发，担心自己会猝死。

治疗师：我想，这种担心可能和你听到那位同学的状况有关。你了解那位去世了的同学以前的健康状况吗？你的同学们在同学群里有没有说过相关的情况？他真的是猝死的吗？

来访者：初中毕业以后，我和那位同学就去了不同的学校，很少联系，见面的机会就更少了，所以我对他的具体健康状况也不太了解。群里的同学们也没有详细说过。但是他还那么年轻，才三十多岁就去世了。听到这样的消息，我真的很震惊，也担心自己会像他一样。

治疗师：自己曾经的同学那么年轻，好像突然之间说没了就没了，确实很让人痛心。那你有没有了解过，他为什么会突然去世呢？

来访者：我们以前上初中的时候，走得不太近，所以我没有了解过。我也顾不上打听他的情况，我每天连自己都顾不好。

治疗师：其实我觉得，也许你可以了解一下，你的这位同学为什么会突然离去。也许他并不是猝死的，可能他的健康状况长期以来就有一些问题。很多时候意外是某些因素积蓄已久导致的结果，并不是忽然发生的。如果你能了解一下，你的担心或许会有所缓解。

来访者：我只是听同学说他患有特发性血小板减少性紫癜，没治好。这也是一种血液系统疾病。

治疗师：你刚才说你是医学博士，那么其实你对自己的状况非常了解，对吧？

来访者：但是我还是无法控制自己，担心、害怕，感到心慌。现在我已经无法正常做实验了。

治疗师：你现在只是在做实验的时候，才会心慌吗？

来访者：有的时候早晨起来，什么都没做，也会心慌。

治疗师：开始心慌是没有任何征兆的。

来访者：对。

治疗师：有没有一些事情或者一些想法的出现，会让你突然开始心慌呢？真的一点征兆都没有吗？

来访者：我们平时在实验室里很忙，去年新来了一位领导，在管理上特别严格。有两位同事就因为受不了他的严厉辞职了。其中一位同事走之前，可能想报复那位领导一下，就把一个标本污染了。没想到领导一口咬定是我污染的。我怎么解释，他都听不进去，训斥我，甚至恐吓我。我因此压力非常大。

在和他关系很紧张的那段时间里，每天早上起床时，我满脑子都是跟他吵架的情景，严重的时候还会感觉到剧烈的头痛。

治疗师：那你和你这位领导的紧张关系与你感觉到心慌、心跳加快有没有关联？

来访者：我也不太清楚。

治疗师：你早上起床以后感觉到心慌，与你满脑子都是和他吵架的情景有没有关系呢？

来访者：想起他的时候，我确实会心慌。

治疗师：你认为你近三个月以来的状况有多大比例是与这位领导有关的？

来访者：我说不好。我每天不想他的时候，可能也会心慌。但他对我的误解确实令我非常苦恼。我和周围的人说起这件事时，很少有人相信我。所以很多时候，我只能自己承受，不对别人说这件事。

治疗师：他们不相信你时，你有什么感觉呢？

来访者：非常痛苦。

治疗师：为什么觉得非常痛苦？

来访者：因为领导说我破坏标本，但这并不是事实。其实后来我鼓起勇气，与一位前辈谈了一次。他还是相信我的，我就觉得舒服多了，但还是会时常心慌。

治疗师：导致心慌的因素应该是有很多的。你有心脏病的病史，和领导的关系又让你的压力很大，你还听说同学年纪轻轻就猝死了，这些因素纠结在一起可能就导致你出现不舒服的状况。

来访者：也许是吧。

治疗师：那么你每次心慌时，会做什么呢？

来访者：我会去社区医院看病。医生给我做过心电图，他告诉我，现在我的心脏是正常的。

治疗师：也就是说，你的心脏病目前来看是基本不会复发的。

来访者：对，现在还没什么问题。

治疗师：去看病会让你安心一点吗？

来访者：听医生说是正常的时，会感觉好一点，但是过后又会不由自主地担心。

治疗师：你觉得你每天心慌的频率大概是多少？

来访者：除了吃饭、睡觉的时间外，随时都可能会心慌。

治疗师：吃饭、睡觉时不会心慌，是吗？

来访者：在噩梦中惊醒时，也会觉得心慌。

治疗师：你最近平时除了工作、吃饭、睡觉，会和朋友一起出去玩吗？

来访者：不会，没心情。

治疗师：为什么觉得没心情呢？

来访者：因为我觉得我的身体状况非常糟糕，而且工作上的事情都还没做好，就没有心情出去玩。

治疗师：在你的工作单位里，有与你关系不错的同事吗？

来访者：以前与那两位已经辞职的同事挺好的，但他们已经不在这家公司工作了。

治疗师：也就是说，现在你在工作和生活中基本上都是独来独往的。

来访者：对。

治疗师：我在想，你吃饭、睡觉的时候不会心慌，可能是因为做这些事情的时候你是很放松的。我可以这样说吗？

来访者：是这样的。

治疗师：而在你在实验室里工作或者想到你和领导的冲突场景时，你就很可能会心慌，对吗？

来访者：对。

治疗师：既然你不会和朋友一起出去玩，目前身边也没有关系比较好的同事，有没有一些爱好可以帮助你放松一下或者转移一下你的注意力？

来访者：我以前每天下班后，都会坚持在家附近的公园里跑几圈。但是近三个月我觉得自己的身体状况非常差，担心自己会猝死，所以我就不敢去跑步了。

治疗师：以前跑步会带给你什么样的感觉呢？

来访者：以前在跑步时出一身汗，会觉得非常好，很轻松。

治疗师：你觉得自己现在的身体非常差，只是表现在时常会心慌这一点上吗？你感觉不舒服的时候，身体上还有什么感觉？

来访者：头痛、头晕、乏力。

治疗师：我感觉，头痛、头晕、乏力，还有心慌这些身体状况之间好像是相互联系的。你现在还有可能再次开始尝试跑步吗？

来访者：我会很担心，有些马拉松爱好者就是运动过量猝死的。

治疗师：你之前每天在公园里会跑几圈？

来访者：我一般会跑四五圈。

治疗师：一圈大概是 200 米，还是 400 米？

来访者：那个公园的跑道一圈应该有一两千米。

治疗师：好厉害啊。你看你之前能跑那么多米，证明你的身体可以承受一定强度的运动。也许你可以尝试着跑一圈看看。

来访者：我什么都不做的时候，都可能会心慌，我担心如果运动的话，可能会心慌得更厉害，心跳得更快。

治疗师：我们可以检验一下，尝试一下。你说你的心脏病已经有十年了，在你出现心慌的状况前，你每天跑那么多米，都没有出问题，说明你还是可以适量运动的。也许你的身体状况确实没以前好了，那你就不跑那么远，先尝试着看看能不能跑一圈，或者半圈，再体会一下跑完步出一身汗、很轻松的感觉。将你的注意力转移到运动上，也会让你感觉比较轻松，你身体不舒服的状况也许就会好一些。

来访者：我不知道。

治疗师：可以试一试。今天是我们的初访，在这么短的时间里，我们很难立刻把所有症结都找到。我们只能先做一些推测，以后再更加深入地理解你的问题所在。在今天的访谈中，我的感觉是你可能太过紧张了。领导给你带来了很大的压力，同学猝死让你受到了一些影响，对身体疾病是否会复发很担忧，这些都会让你产生紧张的情绪。

如果让我今天就给你一点建议的话，我觉得你可能需要转移一些自己的注意力，不要把过多的注意力放在感受心慌、心跳加快上。然后尝试着慢慢恢复以前跑步的习惯，可以先从短时间、短距离的跑步开始。如果不能跑，也可以坚持快走。行动起来，也许会对你有一定程度的帮助。如果我们还能再交流，你可以告诉我：你是否开始坚持跑步了；如果开始坚持了，跑步是否让你的状况有所改善。你愿意尝试一下吗？

来访者：我试试吧。

治疗师：好的。我们今天的咨询就到这里，好吗？

来访者：好。

治疗师：好的，谢谢，再见。

督导过程

▶思路分析

徐老师：治疗师在访谈的过程中有没有遇到什么困难，或者有没有什么问题？

治疗师：他一直强调自己心慌的时候，我就会有点不知所措，不知道如何进行干预。他提到自己心跳加快，头晕、头疼，我觉得这些都是他的生理反应，但是他又说他当时的想法是"我觉得我可能要猝死了"时，我就不太能区分出，他提到的症状哪些是他的生理反应，哪些是他的自动想法，不太能运用好五因素模式。另外，我也不知道是什么样的自动思维或者中间信念造成他一直觉得自己会猝死。

徐老师：其实使用五因素模式就可以很好地帮助我们理解这位患者的焦虑和惊恐发作。他内心潜在的一个不安全因素就是他所谓的十年心脏病病史，对不对？

治疗师：对。

徐老师：他为自己曾经患上的疾病担忧，但是十年里，他的状况似乎很稳定。他感受到那些症状可能与功能性的心脏问题有关，比如窦性心动过速等，一般有功能性的心脏问题不意味着有器质性疾病，也可能和感觉焦虑、惊恐有关。

对这位患者来说，他怎么看待自己的不舒服是很关键的。这位患者的症状比较符合惊恐障碍。

他在心脏非常难受的时候觉得"我可能快要死了"。在这之前，他就可能出现了胸闷等症状，也就是说，焦虑是有发展过程的。这个过程如何进展取决于当事人赋予这些让他不适的症状什么样的意义。

三个月前，他听说一位同学猝死，这可能是导致他患病的触发因素。同学的猝死让他担忧自己的身体，对自己的心脏不适做出灾难性的解释，比如"我心脏病发作了，我可能也会猝死"。

他多大程度上相信自己的心脏出了问题也是很关键的。我们的焦虑和植物神经系统联系得非常紧密。惊恐发作患者往往会将自己的想法等同于现实。他们一紧张，肾上腺素就会释放，心跳就会加速，可能就会感觉到心慌、胸闷。这些表现恰恰会给他们的担忧提供依据，让他们更担忧，更焦虑，形成明显的恶性循环。

我们需要利用五因素模式理解来访者是如何解释或看待自己的不舒服的。五因素中有一个很重要的因素是行为。我们需要问来访者："当你感到自己特别焦虑，可能就要不行了的时候，你都做了什么来缓解你的情绪和不舒服的症状？"

▶ **案例再模拟**

接下来，案例报告老师再次扮演来访者，和徐老师一起通过案例再模拟的形式，演示如何用五因素模式了解来访者的心态和问题。

　　徐老师：你感到特别焦虑，觉得自己快不行了的时候，会通过什么方式缓解你的紧张和焦虑，让自己感到安全？

　　来访者：去社区医院看病。

　　徐老师：你每次都会这样做吗？

　　来访者：是的。

　　徐老师：去了多少次？

　　来访者：去了很多次。

　　徐老师：社区医院的医生会给你做什么干预？

　　来访者：他们会给我解释一下，为什么会心慌、胸闷。

　　徐老师：去医院会让你感觉到安全，对不对？

　　来访者：对。

　　徐老师：在你去医院之前，为了让自己不那么紧张，感觉不那么危险，你一般会怎么做？

　　来访者：没接受射频消融治疗之前，我的心跳次数快时能达到每分钟170~180次。所以，现在我会在有症状时，把手放在心前区，自己数一下心跳。每分钟的心跳次数不超过110次，我就会觉得心脏病不会复发。但毕竟这是个很专业的问题，我觉得还是需要找专业的医生判断，所以，我还是会不由自主地向医生求助。

　　徐老师：所以，你会先给自己做简单的检查，对不对？

　　来访者：对，我会先自己检查自己的心率。

　　徐老师：那么，能告诉我，你感到特别不舒服的时候，除了心慌、心跳加快，还有什么感觉吗？

来访者：会头痛、头晕，有时候还会想起和领导吵架的情景，觉得脑袋里很乱。

徐老师：你想到和领导吵架时的情景，与你担忧自己心脏会出问题之间，有什么联系吗？你能理解这样的情景为什么在你感到特别不舒服的时候出现吗？

来访者：我好像没太注意过。

徐老师：没关系，我们可以先将这个问题放一放，先把注意力放到你身体的不舒服上。除了头痛、头晕、心慌、胸闷外，你在不舒服的时候，还有其他感觉吗？

来访者：有的时候还会出汗、乏力，爬楼梯的时候觉得气喘吁吁的。

徐老师：体力不支，对吧？

来访者：对。

徐老师：头痛、头晕，心慌、心跳加速是你身上最主要的两方面症状。这些不舒服对你来说到底意味着什么，也就是说你怎么看待它们？它们出现的原因是同一个问题，还是不同的问题？

来访者：我曾经问过医生，室上性心动过速患者做过射频消融手术后的复发率有多少，他说是 3%，所以我担心，那些症状出现，意味着我的室上性心动过速复发了。

徐老师：我们尝试回到你特别难受的时候，感受一下，你的脑海里是不是有这样的声音——"我的室上性心动过速复发了"。

来访者：对，我就是这么想的。

徐老师：那么你当时在多大程度上相信自己的病真的要复发了？

来访者：我刚开始心慌的时候，我会百分之百相信我的室上性心动过速要复发了。但是当我把手放在我的心前区，数出我的心率没有那么快时，我对这种想法的相信程度就会少一点。不过我还是需要专业的医生和专业的检查来帮助我。

徐老师：毕竟你过去确实患上过心脏疾病，虽然接受了治疗，但是复发的可能依然存在，所以你为此感到担忧，是可以理解的。这种担忧就会让你感觉到紧张、害怕，是不是？

来访者：是的。

徐老师：有些和你有类似情况的，很担心自己有严重疾病的病人，往往特别关注自己的身体状况，可能每天都会时不时地检查身体，比如有的人总是担心心脏会出问题，会时不时地搭搭脉、量血压。那么你平时不去医院的时候，会不会做些什么让自己感觉到安全呢？

来访者：也就是把手放在心前区，数一下心率，如果是九十几次，一百零几次，我就会没那么担心。

徐老师：你一般隔多久会检查一次自己的心率？

来访者：我每次自己待在宿舍里感到心慌的时候，都会不由自主地检查一下。假如我在实验室，或者外面的其他地方，就可能不会检查了。

徐老师：你自己本身也是学医的，你有没有通过查资料，解答自己内心的一些疑问？

来访者：没有。我是学基础医学的，还是需要专业的心血管内科医生帮我进行专业的检查，才会更放心……

徐老师：好的。除了去社区医院外，你有没有去其他医院做过比较系统的心脏检查？

来访者：去过。

徐老师：医生是怎么说的？

来访者：医生给我做了相应的检查，然后拿着我接受射频消融治疗前和接受射频消融治疗后的心电图，非常详细地讲解了什么情况表明我的心脏病复发了。他告诉我，根据我目前的心电图，我的心脏处于正常状态。他讲解得非常细致，我自己也能看懂，我的心脏确实是正常的。

徐老师：也就是说，从检查的结果上看，目前诱发猝死的因素并不存在，对不对？

来访者：对。

▶ 指点迷津

案例报告老师：其实我是心血管内科医生，十年前，应领导的要求，曾经听过您的课。从那以后，我就开始关注心脏病人的心理问题。

徐老师：谢谢。

这位来访者尽管以前有过心脏病，但接受了治疗后，他的身体恢复情况应该是比较好的。那么我想了解一下这位来访者和领导吵架的状况出现在听说同学猝死之前，还是之后？

案例报告老师：之前。

徐老师：也就是说，在他同学猝死之前，他的焦虑已经出现了。

案例报告老师：对。

徐老师：但那时他的焦虑水平比较低。当他的身体处在应激状况中时，他更容易受到外界的刺激，出现一些焦虑反应，焦虑水平会逐渐上升。听说一位同学猝死，是他问题暴露的一个触发因素。

案例报告老师：是这样的。

徐老师：这个触发因素导致生理唤醒[①]（生理激活）出现。他出现心慌、胸闷等症状，并对这些症状做出灾难性解释，比如"我的心脏病复发了"。

他在多大程度上相信他自己做出的灾难性解释，影响着他自身反应的强烈程度。如果他完全相信自己心慌是因为心脏病复发了，他就会非常非常恐惧；如果他只是有一点怀疑，那么他的反应就不会来得那么快，那么强烈。我们的身体缺乏区分现实威胁与想象威胁的能力，也就是说我们真的得了心脏病与我们认为自己得了心脏病，都可能导致肾上腺素大量分泌，感

[①] 是指伴随情绪与情感发生时的生理反应，它涉及一系列生理活动，如神经系统、循环系统、内外分泌系统等的活动。

受到心慌，心跳加快。这样的症状会让他更相信"我快不行了"，会出现惊恐发作。

学医的人知道很多疾病的灾难性后果容易使患者对疾病做出灾难性想象。我曾经的一位患者就是医生，他被诊断为肾炎后，很快就患上了抑郁障碍。他的头脑里有很多肾炎后的灾难性预后。

这样的来访者往往很痛苦，他们的症状比较明显，有强烈的不安全感，他们的行为应对模式是维持和加重他们焦虑的重要原因。这样的来访者普遍对自身健康过度关注，会时不时地、有意无意地检查自己的身体哪里不舒服。焦虑和过度关注降低了他们的感觉阈值，让他们能注意到更多不舒服。比如他们注意到了很轻微的胸闷，而他们的关注又让胸闷加重了。他们会通过寻求安全行为，比如搭脉、摸心前区、量血压等，缓解自己的焦虑，通过不运动、不干体力活等让自己的症状减轻一些。但事实上，这些反而更会让他们觉得自己生了重病，引发恶性循环。你报告的案例中这位来访者就会通过不再跑步保护自己。

案例报告老师：他去社区医院看病，也是为了寻求保护，是不是也是导致他症状加重的一种寻求安全行为？

徐老师：是的。

案例报告老师：他的家境不算富有，但他的父母、妹妹让他觉得他的家庭还比较幸福，他说他的成长过程还是比较顺利的，也没有遇到什么特别大的事件。我能感觉到他是比较争强好胜的。尽管他觉得他的情况很糟糕，情绪也很低落，但是他在跟我说，读硕士研究生期间，学校规定在 SCI（《科学引文索引》）上发表论文才能毕业，而他在毕业前一年就已经完成了这个任务时，非常自信。他的行为模式应该是 A 型行为类型。

徐老师：比较好强。

案例报告老师：对。其实我觉得他的人际关系，尤其他和他领导的关系，是他的压力和负面情绪形成的重要基础。有那么一闪念，我认为他的领导更应该接受心理治疗。我花了四十分钟跟他聊他和他领导的关系，想要帮助他，但是依然没有找到太合适的方法。他同学的猝死，又激活了他的焦虑、惊恐。在这种情况下，作为心理治疗师，我们是否需要在他与领导的关系方面帮助他？如果需要的话，我们应该怎么帮助他？

徐老师：要想解决这两个问题，需要对更多问题进行评估。我们需要了解，他与领导的冲突过程是什么样的。另外，我们还需要了解，他与领导的冲突是孤立的问题，还是他性格的反映，换句话说，他们产生冲突主要是因为他的领导，还是因为他自己。

案例报告老师：根据我的了解，问题主要出在他的领导身上。他说，他的领导对他所有的员工都很苛刻，最近就有两个人受不了这样的压力辞职了。不过有一次的情形倒是在他意料之外的。办公室里只有他和领导时，他们吵起来了。他的领导恐吓他，他忍无可忍，用力拍了一下桌子，结果领导的反应是迅速躲到了椅子后面。他说领导的这种行为也让他受到了惊吓。

徐老师：那么你当时就需要问他，他感受到的惊吓是什么样的。从这件事上看，他还是很有力量的，能在和领导发生冲突时，让领导吓得躲到椅子后面。如果我们主要关注他和他领导的关系，那么我们就没有将重点放在治疗他的惊恐障碍上，而是放在干预他的人际交往模式或者性格上。如果我们判断他和领导发生冲突主要是因为他的人际交往模式或性格，或者他提出自己想在人际交往方面得到帮助，那我们就需要了解，他从上学时起一直到现在，是怎样处理人际关系中的冲突的，他的处理方式是比较灵活的、适应性比较强的，还是比较僵硬的。

我们可能很容易认同来访者，因为我们总会想他们生病了，是弱者。但是需要承受一些外部压力是大多数人都要面对的情况。换句话说，很多人都需要适应有压力的环境，应对非常严厉，甚至有点"不通人情"的领导。其实这些挑战也是对人的自我功能的检验，自我功能好的人承受能力更强，能找到应对冲突的办法，也懂得寻求帮助。实在无法与共事的人正常相处时，他们也可能会换一个地方上班。这也是一种应对方式，避免自己陷入精神障碍。出现精神障碍症状就说明这位来访者的自我功能不足以应对他的人际关系，既不能"攻"，也无法"逃，"最后只能生病了。

案例报告老师：上次和他交流之后，他的情况好了不少。他已经三个月没有向我反馈什么信息了。但是他至少还要与这个领导相处两年。在这两年的时间里，如果他还是会与领导发生冲突，可能还会陷入负面情绪中。他自己也有这样的担心。我在想，如果他与领导的关系越来越不好，我还能怎么帮助他呢？

徐老师：对于来访者来讲，学会应对各种人际关系本身就是成长。我们无法完全掌控生活环境，无法指望我们碰到的领导都是非常好的，他需要学会应对自己遇到的问题。

我们做心理咨询或者心理治疗一般不干预环境。一个成年人来到我的诊室，说："我的老板太凶了，一天到晚骂我。"我肯定不会说："下次叫你们老板过来。"

案例报告老师：我上次就忍不住跟他说："你的领导该看心理医生。"不专业。

徐老师：没关系，难免的。你这么说，他当然会觉得舒服一点，但是无助于他尝试理解自己的问题。一般成年人没有能力应对严厉的领导时，可能会觉得自己的自我力量确实不够。其实我们不必太过担心这位来访者的情况，因为他敢对着领导拍桌子，吓得领导躲到椅子后面去，就说明他还是有一定自我力量的。有些人有自己的防御机制，他们可以直接与领导吵架，或者隔离领导的训斥，不受领导的情绪影响。他们觉得实在处理不好与领导的关系，也可能会选择换一份工作，惹不起时可以躲，三十六计，走为上计。这些都是有自我功能的体现。

但是焦虑障碍患者往往无法做出决定，我们会感觉到，他们仿佛卡在了某个地方。这时我们就需要评估他们的自我功能，了解这位患者不能做出决定的原因，他过去是怎么应对冲突的，是什么因素让他不能应对与领导的关系。

我们帮助他的目的，是提高他的自我功能，让他有战斗或逃跑的能力，或者能采取一些更加灵活的策略。你知道很多领导对待员工很凶，比如著名的苹果公司的前CEO（首席执行官）斯蒂芬·乔布斯有时就是这样的。你三个月没有听到这位来访者的消息，未尝不是一个好消息。

案例报告老师：当初，我研究个体化医学的时候，调查了780多位急性冠脉综合征住院患者，发现他们中的三分之二都有不同程度的焦虑或者抑郁，而且其中的300多位患者既焦虑又抑郁。很多患者没患心脏病前是没有这些情绪的，但是医生给他们发个病危通知书，他们就会不由自主地焦虑、紧张、害怕，而且这些情绪在他们接受支架治疗等昂贵治疗后依然没有消失。有位患者一年之内在门诊就诊31次，在急诊就诊7次，手术出院的五个月之内又住了三次医院，到现在还在吃抗焦虑的药。我这么多年接触了这么多病人，发现很多病人有心理方面的问题会以心脏问题表现出来，他们会对自己的病做出灾难性的解释，而认知行为治疗对缓解心脏病患者的焦虑和抑郁是非常有帮助的。

徐老师：是的。

案例报告老师：我还想请教徐老师一个问题。一些患者特意从外地到我们医院来看病，他们不太可能一趟一趟地跑过来做心理治疗，有没有一些简易的认知行为治疗方法可以帮助患者快速缓解焦虑和抑郁？三个月前，江西一位31岁的患者患了急性心肌梗死，在当地紧急做支架治疗，手术很及时也很成功，但是从那以后他就像变了个人一样，经常抑郁和焦虑，总是觉得自己得了很严重的病，还常常因此自责。他觉得当地的医生没有耐心解释他的病情，也认为自己的情绪有问题，所以在网上查到了我的门诊信息，专门跑来找我。我基本上都会在诊室里放抑郁障碍筛查量表（Patient Health Questionnaire-9，PHQ-9）和广泛性焦虑障碍筛查量表（Generalized Anxiety Disorder-7，GAD-7），就在门诊给他做了评估。他做量表的结果显示他正处于中度焦虑的状态中。我运用心血管内科的知识帮他解释了一下他的病情，建议他当天下午到我们医院的心肺运动实验与心脏康复科，找那里的心理治疗师再做一次测评。结果下午的评估就显示他的焦虑程度很低了。这么看来，给患者解释病情是不是也可以作为一种心理治疗方法？

徐老师：其实给患者解释病情，就是一种心理教育的方式。心脏病患者最大的焦虑就是对未知的焦虑。很多心血管内科医生都没有时间给患者解释病情，这就会让患者觉得自己的病有很多不确定性。很多惊恐障碍患者未必有人格障碍。像你提到的这样的 A 型行为患者，一般都没有明显的人格障碍。过度解释自己心脏不舒服的患者中有一些当下没有器质性疾病，还是会对自己的身体症状做一些灾难性的解释；有一些曾经患过心脏病，夸大心脏病的威胁。心血管内科医生有一个优势，就是相对于心理治疗师来说，他们能更专业地解释心脏病患者的病情，来访者可能也会更加相信心血管内科医生对自己心脏健康情况的解释。如果心血管内科医生能了解五因素模式，了解患者的应对行为，比如反复上网查资料等过度关注或过度保护自身健康的行为，那就能够帮助患者理解自己的过度关注或过度保护是寻求安全行为，会维持和加重他们的焦虑；如果医生能够帮助患者减少或者消除这些寻求安全行为，患者其实就已经获得了很大的帮助。治疗方法无所谓简易或不简易。像你在刚才的案例中表现得那样，能给心脏病患者做一些心理教育，就已经能称得上功德无量了。

案例报告老师：是的，心理教育也可以帮助患者。谢谢老师。

徐老师：你帮助患者理解他们的病情，其实更有优势，因为是你给患者做的检查，对患者的病情很了解，再加上你很专业，患者更加相信你。而且你给患者做心理治疗，也有利于你们建立更好的医患关系。

案例报告老师：是的，是的。我突然想起来，还有一个问题想请教您。如何给这位经常担心自己心脏病复发的患者设计行为实验呢？

徐老师：其实，心血管内科医生给他做检查，解释他的症状，就相当于他已经验证了自己的行为。

案例报告老师：对，对，对。

徐老师：那他需要做的是什么呢？就是减少他的寻求安全行为，并通过科学检查的结果证明，不过度关注、反复检查自己的身体没有导致他担心的危险发生，他现在的身体没有心脏病复发的基础。另外，逐步恢复以前的生活方式，比如适当做一些运动、家务等。患者可能会觉得自己不运动后，心慌的次数就少了，但这种逻辑是错误的。因为他没有反证，也就是他没有感受过自己运动后，有没有危险出现。

案例总结

解决来访者与领导的关系问题和治疗来访者的惊恐障碍是两个治疗目标。

这位来访者的惊恐发作损害了他的社会功能，给他带来了很大的痛苦，我们可以把减少来访者的惊恐发作设定为目标。关于这位来访者的病症是否达到惊恐障碍的标准，我们还需要进一步评估，因为惊恐障碍的诊断标准还包括"在一个月内至少有三次惊恐发作，或在首次发作后继发害怕再发作的焦虑持续一个月"。

他的人际冲突问题，也是需要进一步评估的。当我们发现，来访者的焦虑和人际关系相关时，我们需要了解来访者有没有准备好解决这方面的问题，要尊重来访者的意愿。解决人际冲突问题是一个更长期的工作，我们需要先评估他的人际冲突是孤立性的事件，还是性格模式的反映。我们不了解他和同学、朋友、同事之间的关系。如果他和其他人的关系都很好，那么在我看来，他与领导之间的冲突就不是什么大问题，只能说明他没有碰到过这么凶、这么严厉的领导，不知道该如何处理他们的关系冲突，目前的情况对他来说也是一个成长机会。

一些经过医学检查，没有患心脏病的患者会被心血管内科医生推荐给心理治疗师。他们可能不能理解焦虑也会导致自己心率快、心慌，所以心理治疗师需要尝试和他们建立关系。比如对患者说："你已经做了好多检查，都证明你的身体好像没什么问题，但是你依然感觉到身体不舒服，对吗？我不知道你愿不愿意和我一起来探讨一下，你是怎么理解自己感觉到身体不舒服这个问题的，也许我可以帮助你发现你为什么会有这样的感觉。"

还有一些来访者有点非黑即白的观念，认为我要么有心理问题，要么有心脏病，他们不太理解自己的心理和生理是会共病的。面对这样的来访者时，我们也需要尝试和他们建立关系。

在评估阶段，我们需要让来访者完成检测自己症状的家庭作业。这种家庭作业的目的不是干预，而是让他们发展出察觉自己心理模式的能力，也就是元认知能力。很多感到焦虑的来访者不明确自己的心理活动。我们可以安排他们根据自己对症状的感受，每天填写一到两次五因素模式图，他们就能很好地理解自己当时是怎么看待自己不舒服的，让他们记录下"我是不是心脏病复发了""我会不会猝死"之类的想法，以及有这些想法后是怎么做的。坚持做这样的家庭作业一段时间，来访者就可能清楚自己的心理模式。这有利于他们分清想法和现实。

这个案例的内容还是比较丰富的，如果大家没有学过相关的医学知识，可能会觉得处理跟患者曾经患过的病相关的案例稍微有点困难。这个案例对我们理解一些焦虑障碍非常有帮助。

第 17 讲
督导案例（五）——找到合适的治疗目标

案例模拟

徐老师扮演来访者，和案例报告老师模拟共同初访过程。

治疗师：徐女士，今天想跟我聊点什么？

来访者：我今天来，主要是因为我发现在和别人交往的过程中，我会陷入一个怪圈。我觉得，我好像总是得不到别人的重视，这让我很痛苦。

治疗师：嗯。你能具体说一说吗？得不到重视的情况是什么样的？

来访者：我发现在很多场合里，比如和朋友们一块出去吃饭时，我都会觉得自己是被忽略的。别人都很开心，表达很多想法，我却总是不被重视。我总感觉自己好像不够重要。

治疗师：你能不能举一个稍微具体一点的例子，让我更详细地了解你的情况？

来访者：比如说上个星期，我和我同事一起出去吃饭。饭桌上大概有十个人左右，其中也有我们科室的领导。我发现别人好像都会在吃饭的过程中聊得很起劲，很开心，我好像被逐渐边缘化了。我总有这样的感觉——我无法引起别人注意，我说的话不会引起别人的共鸣，我无法成为所谓的社交达人，也没有办法成为一场交谈的中心。

治疗师：我的理解是，你非常希望自己成为大家关注的中心？

来访者：是。

治疗师：那么每次聚会开始的时候，你一般会做出什么样的努力，让别人注意到你，让自己成为自己期望中的样子？

来访者：我有时候会发起一个话题，比如讲一讲我碰到了一件什么事情。

治疗师：嗯。

来访者：但是我提出的话题好像不太能引起别人的兴趣。他们的注意力会很快转移到别人身上，我也没办法让别人重新注意我。很快，我就会发现，我被别人忽略或者遗忘了。

治疗师：你是不是经常会在社交场合发起一个话题，主动邀请别人注意你？那么你的邀请别人经常看不到，或者不回应吗？

来访者：我很想吸引别人注意力的时候就会努力发起话题，希望说出别人感兴趣的东西。但是你知道，在社交场合聊天的话题不可能每次都是由我来发起的。有些时候，一旦别人已经发起了一个话题，并且引发了讨论，我就会感觉自己无法加入他们的讨论，不知道如何让别人注意到自己。

治疗师：我对于你说的被忽略的过程非常好奇，也有很多的不解。你发出邀请后，别人有的时候能够继续谈论你提出的话题，但是很多时候好像不太能像你期望中的那样注意你。为什么会出现这样的情况呢呢？你是怎么解释这种情况的？是什么原因让你发出邀请后，得不到你期望中的重视——成为大家关注的中心？

来访者：其实我也很困惑，也对此感到很痛苦。因为我不太了解，别人为什么对我提出的话题不太感兴趣，我甚至会感觉到，他们好像不是特别喜欢我。其实在工作中，我也很想成为一个有能力的、被别人尊重的人，希望别人都能欣赏我，所以我也很努力，对自己的要求还是挺高的。在工作中遇到问题时，我有时就会向我的同事请教。但是我好像能感觉到，他们会有点不耐烦。我不知道他们对我的感觉有没有到讨厌的程度，但是我总觉得他们有点烦我。我会想，我们一起吃饭的时候，我没有被足够重视，是不是和他们可能有些烦我有关。

治疗师：我想，因为你呈现的都是你自己的样子，所以可能或多或少会有一点关联。你说你问同事问题的时候，会感觉到别人烦你，那么我想知道，你第一次问某位同事问题时，就能感觉到对方烦你吗？你的同事们对你的态度在你问他们问题之前和你问他们问题之后，是不同的吗？

来访者：他们刚开始好像还是比较愿意帮助我的。但是我问问题的次数多了，就能感觉到他们好像有点不耐烦了。

治疗师：你问问题的次数多了，同事就有点不耐烦了？

来访者：是的。有一次，我的一位同事说"你怎么自己不先想一想，再来问"。

治疗师：你是从他的语气里感觉到他不耐烦了吗？

来访者：对。我会觉得他语气透露着他有点不耐烦，不开心。

治疗师：关于这个问题，我还想了解得清楚一点。你觉得你问问题的频率是适当的吗？会不会过高呢？如果你是你的同事，你会对像你一样问问题的人有什么感受？

来访者：我也不太确定，可能我确实问得次数多了一些。因为我有的时候对自己不太自信，工作时我可能会不太确定自己的做法是不是对的，或者说是不是恰当的。去问问同事，听听同事怎么说会让我舒服、踏实一点。

治疗师：那你能不能回想一下，你是抱着什么样的心态，去问同事问题的呢？

来访者：就是很不踏实。

治疗师：心里非常不踏实？

来访者：对。我确实不太知道有些事情该怎么做。如果你让我自己想的话，我可能也会想出做法来，但是我不确定那么做是不是对的，没办法保证自己不出错。

治疗师：所以你希望通过向其他人询问来让自己更踏实？

来访者：对。

治疗师：也就是说，你想让别人来帮助你？

来访者：对。

治疗师：我想请问一下，你问问题的时候，内心的感受是什么样的，是很坦诚的，还是有些忐忑不安的？

来访者：我的感受是有一个发展过程的。我以前问问题的时候并没有感觉很忐忑，但是现在我内心就会有冲突的感受，我既担心别人嫌我烦，又担心不问心里会不踏实。

治疗师：好的。我能不能这样理解，多数情况下，你是伴着很忐忑、小心、纠结的心态问别人问题的。

来访者：对，我现在会比以前更痛苦、更纠结。不把有些问题问出来，我总觉得心里不踏实。因为我做这份工作的时间并不长，有些事情还不会做，有些事情我是知道怎么做的，但是又担心我的做法是不对的，是会出错的。然而我注意到有些同事已经有点讨厌我问问题，我能感觉到他们好像不太耐烦。我知道再这样下去的话，他们肯定会更加讨厌我。所以我现在每次想问问题的时候，会比以前更纠结。

治疗师：我能感觉到，你不问清楚问题，就好像真的不能将工作继续做下去，但去问了同事问题，又会接收到不好的反馈，觉得别人会烦你。导致你很纠结，也很痛苦。我想问一下，为什么你在这么纠结、痛苦的情况下，还要坚持问别人问题？什么样的想法支撑着你不断地向同事问问题？

来访者：如果我不会做的话，我就完不成这个任务，那样领导可能会批评我，或者对我有不好的看法；如果我做不好事情，或者做错了事，那我的领导就可能会认为我能力很差，或者不信任我。我有时必须请教一些资历比较深的同事，问过他们以后，我的心里就会很踏实。最好是请他们手把手地一步一步地告诉我该怎么做。最初我刚到这个科室的时候，有些同事是比较耐心的，他们会告诉我每一步要怎么做。但是随着时间的推移，我发现他们越来越不耐烦。

治疗师：我相信你对他们的不耐烦的感触是比较深的。从你的角度看，你觉得他们不耐烦的原因是什么，只是你问问题的次数多吗？

来访者：这也许只是其中一个原因吧。他们也许还会觉得我这个人没什么能力，或者认为我不太愿意承担责任。因为有个同事有一次就不太耐烦，有点生气地对我说"你怎么一点责任都不愿意承担"，我觉得他们可能认为我是个不愿意承担责任的人。

治疗师：嗯。我想请问一下，假如有一位同事像你一样，总是要和你确定事情，不断地问你问题，才能做下一步工作，而且向你问问题的时候还很忐忑，你会对这个同事有什么样的看法或者感受？

来访者：很难说，因为我没有过这样的经历，大多数时候都是我在问别人，很少有人来问我。我不太清楚，如果有这样一个人经常来问我问题，我会有什么样的反应。我估计我会比较耐心地帮助他，回答他的问题，因为我非常希望别人这样对待我。

治疗师：我想知道，在你的生活里，有没有一个朋友、家人或者其他人能够在你不断地问问题的情况下，还一直喜欢你，像你所期望的那样耐心地帮你解答，还能一直喜欢你问问题？

来访者：以前有。上学的时候，我也很喜欢问老师问题。

治疗师：老师会回答你的所有问题吗？

来访者：那个老师还是比较耐心的。但是偶尔也会说你先自己思考一下这个问题，想不明白再来问我。

治疗师：老师是不是想让你自己先思考，看看能不能通过你自己的力量解决问题？

来访者：是这样的。

治疗师：你的老师会认为教会你是他的职责所在，那你的同事也会这样认为吗？如果我是你的同事，总有一个人在我很忙的时候问我很多问题，我也会感觉到有点烦，因为我自己也有事情要做。你想让我一步一步地教你，我就会有一种被依赖的感觉。我不知道你的同事是否说过他们也有这样的感觉。现在让我去教一个小学生，手把手地教他做题，可能刚开始的时候我还有耐心，但是随着时间的推移，我可能慢慢地就会没那么有耐心了。你和同事相处的情况和我描述的是不是有点像？

来访者：有一点像。但问题是，我是做会计的，如果我遇到不会的问题，不问清楚的话，是有可能出错的，可能造成很严重的后果。

治疗师：可能会造成多严重的后果呢？

来访者：比如会将账算错。

治疗师：所以你希望别人帮助你避免出错？

来访者：这就是我的痛点。我知道其实我可能已经让别人讨厌了，不应该再去打扰别人，再去问别人问题，多少有点自讨没趣。但是如果我不问，就会感觉很不踏实。

治疗师：徐女士，你看我能不能这样总结——一方面，就像我们刚开始交流时你说的那样，你非常希望得到别人的喜欢、重视、认可；另一方面，在和别人相处的过程中，你知道别人已经厌烦了，但还是不断地以让他们厌烦的方式和他们相处。我感觉你的期望和你实际与别人相处的方式好像有一些冲突。

来访者：是的。

治疗师：你特别想出色地完成工作任务，让领导更信任你，但你完成工作任务的一个方式，就是不断地问别人问题。我想知道除了问别人问题之外，还有没有其他方式能帮助你达成让领导认可你的目标。

来访者：工作方式吗？

治疗师：对。

来访者：我对自己的要求是将每件事做好、做对，得到领导的认可，非常希望自己在别人心中是有能力的，值得被尊重的。我也不是只能通过问别人问题才能完成工作任务。有些时候，我确实不会，毕竟我工作时间不长，所以我需要向别人请教；有些时候，我能自己想出完成任务的方式，但我也还是会去问别人，因为我觉得如果我在工作中出错了，或者没有将事情做好，别人就会认为我这个人没能力。别人直接告诉我怎么做，我就不会犯错，就会感觉到踏实。

治疗师：徐女士，根据你说的，我觉得你好像希望自己做大多数事情时都得到认可，希望别人发现你能将事情做好，而认为你是有能力的，尊重你。我在想，如果我总是对自己有这么高的期望，我在做事情的时候内心会非常紧张。我可能总在担心，我是不是做得不好，别人会不会来挑我的毛病，或者对我有没有什么不好的看法。我不知道你做事情的时候是不是也会这么紧张？

来访者：是的，会很紧张，很害怕。

治疗师：在你紧张、害怕的时候，你的脑海里会出现什么想法？

来访者：我会想"我想用的方法或许是不恰当的""如果我做错了，领导或者同事会不会想，这么简单的事情还能做错，会不会认为我这个人很愚蠢，很差劲""我怎么这么笨""公司里大概只有我这么笨"……

治疗师：你好像在很努力地证明你不笨，不愚蠢。你非常担心别人会这么看你？

来访者：没错，我非常担心别人认为我是没能力的，很愚蠢的，非常希望别人能够尊重我。

治疗师：你会怎么处理自己的担心，达到自己的期望呢，只是不断地问问题吗？

来访者：不断地问问题只是方式之一吧。在公司里，我一般很少给自己找事。有些同事好像会很积极地承担领导布置的任务，比如去参与一些项目开发之类的工作。但我一般不会说"我来做吧"。我担心，如果我不会做，不是太丢脸了吗。所以我尽量不给自己找事做。

治疗师：这算不算一种回避呢？

来访者：我不知道，也许吧。我一般不会在领导布置任务的时候太积极。但我很羡慕一些年纪比我小，进公司晚的同事，因为我发现他们敢于争取，敢于承担一些责任。

治疗师：你不主动承担工作任务，就是为了不让别人发现你可能会将事情做错吗？

来访者：对。

督导过程

▶思路分析

案例报告老师反馈说，在这个案例中，自己没什么思路。如果你是这位来访者的治疗师，你会不会有一些不同的做法？或者你觉得在案例模拟的过程中，治疗师遇到了什么困难，她的提问还存在什么问题？

我们的案例模拟只能展示首次访谈。在首次访谈中，我们需要先做评估。我们通过使用五因素模式，理解来访者的问题，进行案例概念化。

治疗师发现来访者在社交场合经常被忽略，不被重视后，需要在访谈中尝试了解来访者的早年经历。

案例报告老师在给我的病例中写了这位来访者的家庭情况。她有一个哥哥，她的父母、爷爷奶奶，还有很多亲戚都有重男轻女的观念，都喜欢她哥哥。这样的成长经历会让她感觉自己从小没有被足够重视，缺乏自信。这样的信念和性格使她非常希望赢得别人的尊重，但她总是感觉到自己不被重视，觉得别人越来越不喜欢她。我们需要关注什么原因导致她进入怪圈，越陷越深，也就是维持和加重她的问题的因素是什么。

案例报告老师在访谈的过程中想把问题具体化，这一点做得比较好。她会询问来访者在社交场合和工作单位会如何引起别人的重视。

来访者告诉她，在社交场合，她会主动发起话题。然而她发起的话题并没有引起别人的关注。其实治疗师可以再询问来访者，她发起的是什么样的话题，并就此展开详细讨论。这个问题是需要具体化的。我们需要了解她会通过什么话题吸引别人的注意力，引导她思考这个话题是不是别人感兴趣的。如果她告诉我们别人不感兴趣，我们可以问她："你有没有想过，为什么别人会对你提出的话题不感兴趣？"我们如果仔细探索，就会发现她发起话题的目的是希望引起他人注意，让别人夸赞她有才华、很幽默，是以自我为中心的，是为了服务于她自己的需要。然而这样的话题往往并不能引起别人的关注，因为她并没有将焦点放在别人身上，没能尝试理解别人的需要。我们还可以问得更详细一些，比如她发现别人对她发起的话题不感兴趣后，会怎么做？她可能会沉默，担心自己说错话，或者突然说一些不太契合当时气氛的话。

来访者在过去的成长经历中，可能不太理解，在人际交往中，一个人为什么会被别人尊重。也许在她的理解中，别人总是能注意到她，才显得她特别有水平，才证明别人是尊重她的。这是她的一些错误理解。她不理解在社交场合里，什么东西是重要的，在人际交往的过程中怎样关注别人的需要，如何做一个比较好的倾听者。

关于来访者在工作中的表现，案例报告老师其实已经问得很详细：她担心自己不会做或者做错事情，被领导和同事看成没有能力的人，所以经常问别人问题，也因此被别人看成是一个不能承担责任的人。

她在工作中的表现反映出的主要问题是她有认知歪曲。她认为别人是不能接受她犯错的，所以她总是想通过努力来避免错误的出现。这样的行为模式让她没有机会体会，她真的按照自己想的方式做事却犯了错误后，大家会如何看待她。她将犯错误看成是灾难性的，认为自己犯了错误，有一件事情没做好，别人就会认为她没有能力。其实在某件事情上犯错误，可能只能说明她还不会做某件事情，或者还不能将某件事情做得足够好。领导批评她，可能也只是因为她没有将事情做好，而不会完全否定她的能力。

我相信大家都有这样的经验，我们在工作中犯了错误，领导批评了我们。但是多数情况下，领导只是批评我们不恰当的做法，不会完全否定我们，还是会继续给我们机会做其他的事情。

来访者反复地问别人问题就是为了避免自己犯错误，但是我们都知道：一方面，从来不犯错误是不太现实的；另一方面，犯错误其实是可以被接纳的，不是灾难性的。她其实已经意识到，经常问别人问题会让别人讨厌，但是为了让自己感觉到踏实，她不得不去问别人问题。我们可以发现，她已经出现了焦虑障碍的症状。总是问别人问题，就是因为她无法承受不踏实给她带来的焦虑。她的核心信念是"我没有能力"，认为只有自己表现得完美，才能说明自己是有能力的。案例报告老师其实已经看到了这位来访者的矛盾之处，她越是让自己表现得完美，就越不能接受自己犯错误；她越不让自己犯错误，就没有机会体验犯错误是可以被接纳的，越无法建立真正的自信。她越来越觉得在别人心里自己不重要，令人讨厌，这些也让她认为自己没有能力的感觉更加强烈。

核心信念不是通过认知的改变就能发生变化的。我们可以发现她的行为模式一直在给她的核心信念提供依据，维持和加重她的问题。因此在进行心理教育之后，我们需要尝试帮助她改变她的行为模式。

在我看来，这位来访者最主要的任务，就是尝试允许自己犯点错误。当然，对她来说，这需要她承受焦虑。但是这种焦虑并不是坏的焦虑，而是好的焦虑，它会促使人尝试承担一些风险，获得让人心安的验证，促成一些观念的转变。而来访者之前为了避免犯错误，经常问别人问题，无法改变认为犯错误是灾难性的这种信念，导致她心中不断维持和加强的焦虑，就可以被看成坏的焦虑。

如果来访者能够理解，她的中间信念"只有我做到完美，领导才会信任我，其他同事才会看得起我"与她的行为应对模式"避免冒险，经常问同事问题，以保证自己不会犯错，以及不争取做具有挑战性的工作"之间的联系，让她理解自己的行为应对模式在强化她的认知歪曲，已经对她的社会功能造成损害，她就有机会证明"如果我犯了错误，领导即使批评我，也不意味着看不起我，或者彻底否定我"。我们可以帮助来访者设计一个行为实验，让来访者尝试冒点险，让她即便担心自己会出错，也不问别人，看看结果怎么样。这里所说的结果并不是她做事情的结果是对还是错，而是不管她将事情做得好不好，她发现了什么，学到了什么。

很多来访者有心理障碍，都是因为他们的思维是非黑即白的，认为自己要么是失败的，要么是成功的。我们做行为实验的目的不是为了证明"你一定行"，那样的行为实验掉入了来访者非黑即白的套路。我们需要让他们改变自己的行为模式，获得新的体验。改变行为模式可能会给案例中的这位来访者招致批评，但这所谓的坏结果可以让她有机会理解"我即使犯了错误，领导也没有把我'一棍子打死'"。

▶指点迷津

案例报告老师：徐老师的分析给了我一个新思路。我之前在做这个案例的工作时，从来没有把重点放在她的认知歪曲上，没有想过要让她理解"犯错误是可以被接纳的"。她为了不犯错误，就会不断地问别人问题，努力表现得完美。

徐老师：她在社交场合中的表现也是认知歪曲的呈现。她可能觉得"只有别人都关注我，才能证明我是被尊重的"。为了让自己感觉到自己是重要的，就努力去获取别人的重视，却没有收获预想中的结果。

案例报告老师：正如徐老师说的那样，她在社交场合发起一个话题的出发点就是得到别人的关注。当别人没有达到她的期望时，她的脸色就会沉下来，或者不说话，有时她还会在别人说话的时候，突然插一句很不合时宜的话。

徐老师：这源于她对社交达人的错误理解，我们需要与来访者讨论，让来访者明白，在社交场合里善于倾听，也能获得别人的尊重。

针对这个案例，你还有没有需要讨论的地方？我注意到你在咨询感受中提到反移情现象。也就是来访者总是在做咨询的时候拖延时间，也总在咨询以外的时间给你打电话或者发信息，而你在这样的过程中对来访者产生了一些厌烦情绪。

案例报告老师：对。

徐老师：这个问题出现的原因其实就是来访者没有能力理解，自己的行为可能给别人带来什么影响。

案例报告老师：我们怎样才能让来访者具备这样的能力呢？

徐老师：在进行认知行为治疗的过程中，治疗师和来访者之间的互动非常重要且有价值。两者建立了足够安全的治疗关系后，治疗师可以做一些自我暴露，让来访者能够理解，她的行为已经给治疗师带来了一些不舒服的感受。

让她有能力察觉自己的行为可能给别人带来影响或许需要一个漫长的治疗过程。结合这位来访者在社交场合中的表现，从广义的角度来说，她缺少的是共情能力。在我看来，她的情况不是短程治疗能够改变的。要想改变她，就必须要让她认识到自己是有问题的。

首先，就是将问题具体化。问她会通过什么样的话题吸引别人的注意，以及她有没有想过为什么她提出的话题不能引起别人的注意。让她意识到自己在与他人交往的过程中总是以自我为中心的，没有理解他人的需要。

其次，你需要在治疗的过程中，与这位来访者讨论并处理你们的治疗关系。她明显是一位依赖性比较强的来访者。

案例报告老师：对，在治疗的过程中，我能感觉到她非常依赖我。

治疗师：她总是想向治疗师确认一些东西，与她在工作中不断地问同事问题是差不多的。有些来访者会表现出希望和治疗师做朋友，或者其他和治疗师能在私下接触的愿望，比如想请治疗师吃饭等。这样的愿望本身不会破坏治疗关系，但是满足来访者的这些愿望是与治疗关系有冲突的。作为治疗师，我们需要把握好与来访者关系的界限。这样的愿望透露着来访者的一些情感和想法。比如他们希望自己的感受、想法能够被治疗师理解，如果治疗师和他们的关系更近，他们就会感到安全，觉得可以无话不说。治疗师需要在共情来访者，理解来访者提出愿望时的内心冲突和需求的基础上，帮助来访者理解治疗关系。来访者在没有理解治疗关系时，很可能没有做好被拒绝的准备，让来访者了解治疗关系，以及为什么要维护治疗关系，也是治疗师的责任。

这位来访者还不符合抑郁障碍、焦虑障碍的诊断标准，但她确实需要解决认知和行为模式上的一些问题。她希望别人都能重视他、喜欢她，但是这个诉求是不能作为治疗目标的，因为我们无法干预别人是否重视、认同、喜欢她。我们能做的是帮助她发现她做了什么，想了什么，导致她不被重视、认同、喜欢，干预她的中间信念，引导她改变"我只有不犯错误，领导才会信任我""我只有表现得完美，在社交场合幽默、积极，别人才会喜欢我"等认知歪曲。

案例总结

在这个案例中来访者的核心信念是"我没有能力",中间信念包括"只有做得完美,才能证明我是有能力的""如果我犯错误,表现得不好,别人就会看不起我,会不信任我"等灾难性的信念。在这个基础上,她发展出做事情之前询问别人的行为模式。这种寻求保证的方式,其实是让别人分担责任。向别人询问对她来说是一种寻求安全行为。此外,她也有回避行为,她回避具有挑战性的工作,并以此来避免自己犯错误。这种行为模式虽然从短期看会给她带来一些好处,但从长期看会妨碍她的成长和发展。

在认知行为治疗中,我们需要帮助来访者理解犯错误是可以被接纳的,会帮助她成长,让她真正发展出避免自己犯错误的能力,缓解自己的焦虑。

在接下来的治疗里,我们需要帮助患者觉察到自己的认知歪曲,然后设计行为实验,与她讨论她可以尝试独立做哪些事情。刚开始进行暴露治疗时,不宜过于强烈,如果一开始就让她不问别人,自己做一件很重要的事情,她可能无法接受。所以我们可以让她从独自做相对容易的事开始实施行为实验。人际交往模式涉及人格的问题，改变它往往需要一个长期的过程。

如果有条件，让这样的来访者接受团体治疗可能会产生更好的效果。如果把她放在团体里边，很快就会有团体成员告诉她，她身上存在什么问题，她也会很快发现自己让人讨厌的地方在哪里。当然，个体治疗一样会对她有帮助。

第18讲
督导案例（六）——和来访者共建治疗联盟

案例报告

他是一名26岁的在校大学生，是家里的独生子。他父母的关系非常不好，可以说，他一直是在父母的冲突中长大的。他爸爸的脾气特别暴躁，与他妈妈在一起生活时，经常打他妈妈。他妈妈性格比较软弱。在他上初中时，他妈妈无法忍受这样的生活，辞掉了工作，离开了他们在甘肃的家，回自己的老家居住。父母离婚之后，他爸爸很快就再婚了，他随爸爸与继母一起生活。他与继母的关系一直不错，但与爸爸的关系一直比较疏远。

上高中时，他已经开始出现神经衰弱症状，比如精力不集中、记忆力下降，但是他意志力比较强，特别守时、严谨，一直坚持学习，学习成绩也不错。根据他的描述，其实当时他已经患上了抑郁障碍，不过他自己不知道。

第一次高考时，他考上了中南地区一所很好的理工大学。大二时，他谈了一个女朋友，但是一个学期后就分手了，他的抑郁障碍在此之后就表现得很明显。他在学校里寻求过心理咨询教师的帮助，但几次咨询过后，他感觉没有效果。而且，他非常排斥在学校里吃药。大三时，由于他的抑郁障碍越来越严重，他就退学了。后来他又考上了兰州的一所大学，但是读到大三时，他的抑郁障碍又复发了。准备休学前一个月，也就是从 2016 年 1 月开始，他开始到我这里做心理治疗，每周一次。他感觉效果比较好，但是他休学回家后，离兰州比较远，所以从 2 月份开始，他每个月来兰州接受一次面对面的心理治疗，然后利用 QQ 视频接受 3 次线上的心理治疗。

2016 年 7 月，他爸爸和他的继母闹离婚，经常吵架。他觉得家里的氛围让他无法继续待下去。他告诉爸爸要到妈妈的老家，然后来找我做了一次面对面的心理治疗，随后就去看妈妈。当时我们的线上治疗一直没有中断。2016 年 8 月底，他的情绪有了好转，于是回到兰州，和新升大三的学生一起上学，我们开始继续做面对面的心理治疗。2017 年 5 月底，他交给了我 10 次的治疗费用，但 6 月初，他的病情就出现了反复。他告诉我，他特别忙，先不来做治疗了。一个多月以后，也就是 2017 年 7 月 9 日，他又开始继续接受治疗。

一开始我采用的就是认知行为治疗，让他完成转念作业，帮助他区分想法和事实。到 2016 年 6 月之前，效果都非常好。但我的感觉是，他一直在用理智化的或者说是情感隔离的方式生活，在情绪表达方面有很大困难。你和他讨论什么问题，聊起细节，问起他的情绪，他就会卡住，说"我很害怕，我无法想象这样的情绪出现会怎么样"，他会罗列出几点自己的看法，但是不太表露自己的情绪。他经常说的就是他特别恐惧，一旦觉得别人的情绪要爆发，他就会很害怕。有一段时间，我们的治疗没什么进展，面对他时，我会不断地瞌睡、打哈欠。有几次我在治疗的过程中稍微有一点不用心，或者走神了，他就会说："老师你是不是不耐烦了，是不是不想给我做治疗了？"我能感觉到他心里害怕自己被抛弃。2016 年 11 月我参加了精神分析取向的治疗培训之后，我开始放慢我们谈话的节奏，和他深入探讨有关情绪、情感的话题。到 2017 年 7 月，他已经有比较大的好转，能坚持学习，但还是经常贬低自己，说自己不行、不好、做不到。

案例模拟

针对这个案例，我们还需要了解一些具体信息。案例报告老师扮演来访者，和徐老师共同模拟治疗师和来访者交流的过程。

治疗师：请问怎么称呼你呢？

来访者：我姓郝。

治疗师：小郝，你好。请问你最早是怎么感觉到自己有抑郁障碍症状的？

来访者：就是注意力不集中、记性比较差、思维比较缓慢，而且我也总想一个人待着。

治疗师：你还记得这些症状是什么时候开始出现的吗？

来访者：我好像记不清了，过去的一些事情我总是记得颠三倒四的。可能是高一的时候吧，因为小学的时候，我过得还是比较开心的。初中的时候，我就觉得自己的记忆力不太好了，但是当时我的学习成绩比较好，没太注意过这些问题。上高中以后，学习压力变大了，这些问题就表现得越来越明显。

治疗师：你小学的时候过得还比较开心，对不对？

来访者：对。

治疗师：初中的时候，也没有觉得自己有什么问题，对不对？

来访者：对。

治疗师：初中时，你妈妈回老家以后，你爸爸有没有打骂过你？

来访者：很少。但是我爸爸的脾气依然很暴躁，一言不合，就会暴跳如雷，会说"你怎么这么笨""这么简单的事情都做不好"之类的话，这让我感到不安和恐惧。

治疗师：这么说，你很少和爸爸发生冲突，是不是？

来访者：是，我和他交流得比较少，他说什么或者想做什么，我就尽量顺着他，不和他发生冲突，他发起脾气来太可怕了。不过，即使我不刻意和他发生冲突，他批评我的时候依然很多。

治疗师：那以前，你父母吵架的时候，你都会做些什么呢？

来访者：就是忍着不发脾气吧，或者做一点能让他们顺心的事情。很多时候我也不参与他们的事情，自己躲在房间里学习。

治疗师：你高中的时候是如何感觉到自己注意力不集中、记忆力下降的呢？

来访者：比如上课时，会感觉跟上老师的节奏比较困难，但是我会严格要求自己，所以当时还是能克服这类困难的。

治疗师：你现在还会回避见人吗？

来访者：会。

治疗师：是从什么时候开始的？

来访者：应该是从大学开始的，我总觉得别人在攻击我，可能会欺负我。

治疗师：高中的时候有这种感觉吗？

来访者：那时学习成绩还可以，感觉没有那么明显。上了大学后，这种感觉就比较明显了。

治疗师：上大学之后，你的学习状态怎么样？

来访者：上大一、大二的时候，我还能坚持学习，但是后来我总是觉得自己学不好。知道自己已经患上抑郁障碍之后，我的学习状态就更差了。

治疗师：大三的时候，是什么让你明显地感觉到自己的抑郁情绪，想要休学的呢？你在学习和人际交往的过程中发生了什么事情？

来访者：主要还是因为和当时的女朋友分手了吧。大二下半学期，我谈了一个女朋友，是我的同班同学。大三上学期我们分手以后，我就休学了。她的性格比较外向，常常会和其他男生打闹、说话。我们经常因为这件事争吵，她总说"玩一下怎么了""说句话怎么了"，但是她当时是有我这个男朋友的，这样做不是很不检点吗？

治疗师：她和其他男生说话，你就会很在意，是不是？

来访者：是的。

治疗师：为什么会这么在意呢？

来访者：可能还是和我父母有关系吧。其实……他们没办离婚前，我爸就已经出轨了，所以我特别反感她的那些做法。

治疗师：你觉得，你感到非常抑郁就是因为和女朋友分手，对吗？

来访者：主要是因为这件事吧，也和我父母的关系状况有关。

治疗师：休学也是因为抑郁障碍的症状很严重？

来访者：对。

治疗师：还有什么其他的事情，让你觉得你没法再继续待在学校里了？

来访者：我和室友的关系也很不好。我总觉得他们要攻击我，所以长期失眠、焦虑、情绪低落。

治疗师：那么能不能举一些具体的例子，说一说别人是怎么攻击你的？

来访者：比如我和同学出去实习，老师让大家赶快排好队时，有一个同学说"小郝，你怎么站到这队里了，你原来不是在这队的"，我就觉得那个人是在攻击我。

治疗师：是因为觉得他想命令你，所以心里不舒服吗？

来访者：对。命令我，我就会觉得他看不起我、轻视我，在和别人交往的时候，我最受不了别人轻视我。

治疗师：也就是说，你认为命令代表轻视、不尊重，对吧？

来访者：对，对，对。

治疗师：当你觉得有人这样轻视你，不尊重你的时候，你会有什么情绪？

来访者：很愤怒，很憋屈，很多时候我也想发泄这些情绪，但是我说不出来。我气别人轻视我，也气自己不能表达出自己的情绪。

治疗师：你会压抑自己的愤怒，对吗？

来访者：对。

治疗师：你压抑自己的愤怒，是不是意味着你心里的愤怒没有被处理掉？那么，你是如何处理自己的愤怒的？

来访者：我不会再和这样的人打交道。别人不尊重我的时候，我会想，我都那么尊重他了，尽量在说话的时候注意措辞，不要伤害他，他怎么能随随便便侮辱我、轻视我。

治疗师：你想过向他说明自己站错队的原因吗？比如你不小心看错了？

来访者：没有，我本来就反应慢，记忆力也不好，他在那么多人面前那样说，别人肯定会看不起我。我怕自己说出来，情绪波动会更大。

治疗师：如果是一位你比较熟悉的朋友说"小郝，你怎么站到这队里了，你原来不是在这队的"，你还会觉得他是在命令你，不尊重你吗？

来访者：那样的话，这种感觉可能会少很多。

治疗师：为什么你熟悉的人和你不熟悉的人对你说同样的话，你的感觉会有这么大差别呢？

来访者：熟悉的人会让我感觉到安全，他们了解我，能够理解我，不会轻视我，但是不熟悉的人就可能会攻击我。

治疗师：除了不与你认为不尊重你的人打交道外，你还会用其他的方式处理自己的愤怒吗？

来访者：好像不会了，我很害怕与别人发生冲突。我们宿舍同学之间的关系都很一般，有段时间我感觉冲突一触即发。我很害怕冲突发生的场景，所以就自己在外面租了房子，从宿舍里搬出来了。

督导过程

▶ **思路分析**

在我看来，理解这位来访者问题的关键之一，就是了解其抑郁障碍发展的阶段。为患者做抑郁障碍、焦虑障碍等精神障碍的诊断时，我们往往需要了解其起病时间，也就是来访者是从什么时候开始出现精神障碍症状的。例如，我们需要了解这位来访者是从高一开始出现记忆力下降、注意力不集中等神经衰弱症状的。

接下来，我们就需要了解为什么这样的学生会在高一的时候出现这些症状。也就是说，我们需要找出一些导致他患上抑郁障碍的潜在因素。

例如，他的成长经历就是很重要的潜在因素。他能在小学时，过得比较开心，能在初中时保持良好的学习成绩，而且即使他高中已经开始有神经衰弱的症状，还是考上了一所很好的大学，这些证明他的社会功能还是很好的，本身的智力条件是不差的，而且在学校里成绩好，会得到老师的肯定和欣赏。

但是在他小的时候，他父母的关系非常糟糕，经常吵架，他爸爸也经常打他妈妈。在这样的家庭中，孩子也可能经常被贬低，被骂，被打，他的强意志力和对自己的严格要求可能不是来源于他积极向上的动力，而来源于他的不安全感，以及对自己的不肯定。

他爸爸很情绪化，经常发脾气，他们家经常出现冲突，所以他会觉得发脾气，或者将其他的一些情绪暴露出来，都是不好的。而他妈妈比较能忍耐，他在一定程度上会认同妈妈对待家庭冲突的方式。当他的处境糟糕时，他就会通过让自己变得顺从，会讨好，不给别人添麻烦，来让自己变得安全一些，能够适应周围的环境。他的学习成绩好与这一点有一定关系。他爸爸总说他笨，嫌他做不好简单的事情，这就会让他发展出一个核心信念——"我是没有能力的"及一个中间信念——"我必须成绩好，足够优秀，才能证明我是一个有能力的人，不至于让自己陷入危险之中"，他甚至可能会想"我只有足够优秀，才能离开这样的父母"。

他父母离婚了，他妈妈离开后，他不得不跟爸爸生活在一起，这对他来说是可怕的，因为爸爸是让他害怕的人。在他的心中，取得好成绩，是让他感到安全的方法，也是能帮助他解决眼前危机的出路。他上小学时取得好成绩相对来说比较容易，上初中时，保持好成绩可能也没那么困难，但是随着年龄的增长，他内心冲突张力越来越大，感受到的压力也会越来越大，他的压力背后潜藏着一种要求——"我必须总是很优秀的"，这导致他产生越来越重的焦虑。他不表露自己的情绪，也是因为他担心自己不够优秀。

他的早年经历，比如他爸爸的贬低等，让他变得很敏感，他很容易将别人的一些言行，看成是看不起他的表现，头脑里会出现"你怎么可以这样对待我"的自动想法。这是他愤怒情绪的一个很重要的来源，而他切断与他认为不尊重他的人的关系，就是维持和加重他的愤怒情绪的一个重要因素。认为别人不尊重他，贬低他，看不起他，所以他很生气，就不与这样的人交往了，这种反应是不是像不成熟的孩子呢？他害怕发生冲突，就从寝室里搬出来，可能是因为他想象过自己愤怒的样子，害怕自己失去控制后会造成一些灾难性后果。而这种回避行为模式维持和加重了他心里的认知歪曲。

▶指点迷津

案例报告老师：我好像是凭着感觉在帮助他，对于一些问题的思路还不是很清晰。他经常说的就是"我做不了，因为抑郁我做不了"。

徐老师：我相信你已经帮他做了很多认知上的矫正，对他确实是有帮助的，但是他依然会采取回避的行为模式。

案例报告老师：是这样的。他对待冲突的态度，还是与他爸爸有关系的，他爸爸脾气很暴躁，经常发脾气。他告诉我，他爸爸的家人，比如他爷爷、他姑姑，都是这样的，一言不合就可能动手。

徐老师：他有没有遇到过他认为会攻击他的人，事实上没有攻击他的情况？

案例报告老师：他说他遇到过一次。之前他认为很多同学都轻视他，对他很不友善，总是准备攻击他。但是有一天中午，他去班长的宿舍找班长时，和班长同宿舍的同学告诉他班长不在，还很热情地说"我给你班长的电话，你有急事的话就赶快给他打电话吧"。他忽然发现自己原来的认知可能是错误的，他说，从我帮助他分析他的认知之后，他就开始注意自己的想法和现实之间的差距，然后他发现事实上很多人对他还是挺友善的。他以前觉得那位告诉他班长电话的同学轻视他，因为有一次他们在路上相遇，那位同学没有跟他打招呼。但是没想到他这次到班长的宿舍去，那位同学很热情。

徐老师：这其实是非常好的机会，让他重新观察自己的认知，获得对自己认知的新看法，这个机会的出现，也是因为他与别人保持接触。他能够坚持和别人保持接触，才有机会检验自己的一些想法和现实是否一致，认识到自己有认知歪曲，不再总是用别人看不起他来解释别人的行为。健康的人有时也会将别人的动机解释得很糟糕，但是健康的人的认知不会那么僵硬、刻板、局限。几乎所有的精神障碍患者都有这样的认知问题。他们采取切断关系的行为方式，放弃了检验自己想法的机会，缓解了当下的压力，导致了问题的维持和加重。这个案例中的孩子从小就习惯于回避，我们怎么能帮助他不回避，这是一个比较艰巨的任务。

案例报告老师：是的。

徐老师：这个案例不简单，在我看来，他的问题不只是有抑郁障碍，他的人格也有一些问题。这也是你在改变他的想法和行为时感到困难的原因。当然他是否有人格障碍，还需要你在与他谈话的过程中做具体的判断。他从小的经历，导致他内心有恐惧的情绪基调。他的这种情绪基调是需要被充分共情的。如果你让他过早暴露，他就会感觉你不理解他。让他保持与别人的关系对纠正他的认知是有利的，问题在于他的早年经历导致他确实不知道该如何维持与他人的关系，所以过早的暴露可能会让他越来越倾向于回避。你在报告中提到，你后来转向精神分析取向的治疗了，是吧？

案例报告老师： 对，因为感觉太困难了，用认知行为治疗的方法好像已经无法让治疗进行下去了。

徐老师： 在我看来，你强行给他做认知行为治疗，他可能会感觉你不理解他，不理解他恐惧、无助的感受，觉得自己被要求了。一般抑郁障碍患者都是很少给治疗师制造麻烦的，他们就像学校里的好学生一样，总是要求自己做到最好。他们总是配合治疗师，很难表达出自己的情感。我估计他很少对你表达不满，是不是？

案例报告老师： 去年的时候很少，但是今年次数就比较多了。我发现他的进步也正是在他表达不满之后出现的。

徐老师： 像这种一开始用认知行为治疗，后来用精神分析取向治疗的现象，以及一开始用精神分析取向治疗，后来用认知行为治疗的现象被称为治疗漂移。这种治疗现象并不少见。在我看来，认知行为治疗和精神分析取向的治疗的一些原理是相通的。我们做心理治疗的基础，就是要与患者建立治疗联盟，患者充分感受到自己是被理解的，是安全的，才敢冒险尝试我们说的暴露。他能够向你表达不满是一个非常好的开始。他总是害怕冲突，习惯于切断关系，但能向你表达不满，就表明他已经开始有表达不满的能力。你们治疗的时间有多长，从 2016年 1 月开始，对不对？

案例报告老师： 从 2016 年 1 月到 2017 年 9 月，一共 1 年零 9 个月。

徐老师：他能对你说"老师，你是不是觉得我很无聊""你是不是讨厌我了"，就是一个很大的进步。因为以往他觉得这个人讨厌他，看不起他，他就很可能不理这个人，切断与其个人的关系。所以在我看来，能向你表达这些是一个非常了不起的变化，这证明你们之间的关系建立得很好，他也能够一直维持你们的关系。你因为他的情绪隔离，在和他交流的过程中偶尔打哈欠，对他来说也算是一种暴露，当然我们不能总在给患者做治疗的时候打哈欠。你需要鼓励他，让他理解，他没有回避你和他的关系，改变了自己的行为模式，你们建立良好的治疗联盟会对他产生什么影响。并且在这个基础上，他可能还需要暴露在他认为不太好的关系面前。比如当他说他意识到那位和班长同寝室的同学对他也挺好的时，你就可以告诉他："是的，你看，如果你不理他，也许你就永远都没有机会了解他到底对你是什么态度。"

案例报告老师：对，我忘说这句话了，我感觉直接点明会更好一些。

徐老师：对，如果他的问题到现在依然存在，他再来找你，你还有机会这样对他说。解决患者因为人格问题引起的人际交往困难比治疗抑郁障碍更难一些。没有人格障碍的抑郁障碍患者，一般在人际交往方面不太会有这么多困难。抑郁障碍患者在一些情境中，比如在工作的时候，可能没有什么症状会表现出来，但是在人际交往上有困难的人，往往有很明显且稳定的认知歪曲，他们总会消极地解释别人的言行，比如这名学生就总是认为别人看不起他，在贬低他。他的状态总会有起伏，稍微有一点进步，碰到一点困难，就又退步了。因此面对这样的患者时，要有足够的耐心。

案例报告老师：在我给他治疗的过程中，他的状态波动了好几次，比如2016年7月、10月，2017年1月等，好像每到假期，他回到家，状态就不太好。

徐老师：对，因为他的自我功能不足以让他能自己照顾自己，他依然还会受到家庭环境的影响。如果他是一个足够成熟的人，有足够强的自我力量，就能屏蔽或者减少他爸爸带给他的消极影响。以前我有一个患者的爸爸总是喜欢贬低他，他已经成年了，工作了，但回到家以后，他爸爸依然总是贬低他，他对此很愤怒。但是随着治疗进程的推进，他的经济和精神越来越独立，结了婚，有了小孩，他爸爸对他的消极影响就没有那么大了。虽然在他爸爸贬低他的时候，他依然会感觉不舒服，但是他会发现爸爸对他的影响没那么重要，因为他可以肯定自己了。对于这个孩子来说，也是如此。当他有足够的自我力量，再回到家里时，就可以感受到爸爸对他的影响没那么大了，也就是说他需要经历一个自我发展的过程。

案例报告老师：是的，后来他有一次和他爸爸吵了起来，他告诉他爸爸："我会抑郁就是因为你们经常压抑我，不让我表达情绪。我的老师就会鼓励我，让我表达情绪。"他还威胁他的爸爸："你现在不养我，以后我就不养你。"这句话让他爸爸很震惊，他说他爸爸连续几天情绪都不太好，一直在想这句话。他跟我讨论这件事的时候，我还感觉挺有意思的。

徐老师：他有力量了。

案例报告老师：对。

徐老师：很多外部因素都是变化的，而他内心的力量并不稳定。所以对他来说，你们之间的关系就变得非常重要。我们可以想象一下，他爸爸妈妈吵架的时候，他没地方逃，没地方去，恐惧、不知所措，他就会想，到什么地方或者做点什么能让他感到安全，但是他找不到。而现在你和他建立的治疗关系，就是能让他感觉到安全的。他发现一旦自己碰到困难，可以到一个地方去，跟一个人分享，还可以被理解、被支持。对他来说，这是很重要的，可能比你在治疗他的过程中做对了什么或者明确自己用了什么治疗方法更重要。不管运用什么理论进行心理治疗，都要和患者建立良好的关系，并让患者感到安全，患者才会敢于尝试。这跟让婴儿敢于尝试的方法一样。依照依恋理论，婴儿感觉到安全之后，就会产生探索的意愿，而矛盾型、回避型、混乱型依恋的婴儿总是要想办法让自己感到安全，他们会损害自己探索的想法，也就是说，他们以让自己感到安全的方式长大，就可能会付出代价。比如，你治疗的这个孩子拼命努力地学习，回避自己的情感、情绪的行为模式，认为"我必须足够优秀，才能证明我是有能力的"的信念，会给他带来很多当时让他能够安全生存的好处，比如成绩优秀、考上好大学等，但是他也付出了很大的代价，比如无法和别人交往等。

他在你这里，因为感觉到安全，愿意做一点探索，这是非常重要的成长。在我看来，在他觉得足够安全的时候，你可以让他去冒点险，但不要在他感到不安全的时候，给他造成创伤。

案例报告老师：徐老师解释清楚了这个患者很多内在的东西，我好像更理解他了，也更明晰了此类案例的治疗思路。

案例总结

在进行认知行为治疗时，治疗师需要知道患者处理自己情绪的行为是建设性的、适应性的，还是功能失调的、非适应性的，帮助患者理解他的行为可能给他带来什么影响。很多患者喜欢用回避的行为模式处理自己的情绪，这种模式就是功能失调的、非适应性的。我们很多人都会在自己的想象里应对问题，但是如果一个人常通过想象应对问题，逃避处理问题，那么他就可能会出现认知歪曲，无法发展出建设性的行为应对模式。如果一个人总是用逃避的方式处理自己的愤怒，他就没有机会表达自己的愤怒，也无法学习恰当地表达愤怒。

我们每个人都会产生愤怒这种情绪。在一些情境中，表达愤怒是必要的，有的时候愤怒甚至是一种力量。如果父母和孩子的关系好，孩子对父母的依恋是安全型的，那么他就会表达愤怒，这样的孩子成人以后，能更好地学会恰当、有效地表达愤怒。但是如果孩子对父母的依恋是矛盾型、回避型、混乱型的，那么他可能就无法学会让愤怒变成力量。他会认为愤怒是完全不好的情绪，担心失控，不知道如何对别人表达愤怒，如何处理自己的愤怒，可能一想到愤怒就觉得很恐惧。

案例中的这个孩子就如此。他一方面觉得愤怒是非常不好的，认为"如果我发脾气，我就是不好的"，自己绝对不能变成爸爸的样子，不能表达愤怒，另一方面又要想办法让自己感到安全。他会因为不能表达愤怒而感到很痛苦。别人对他说"你怎么站到这队了"，他不敢尝试问"你是不是很讨厌我，才这么说"。

他问治疗师："你是不是觉得我很无聊？"治疗师即使说"没有"，他可能也不太相信。但是这样的对话表明他的情况在好转，因为验证别人对他说的是否是真心话的方式，说明他在学着和别人保持接触，这样他才会逐渐了解别人对他的真实态度是什么。他可能会发现，某个人对他很凶，过段时间又对他挺好的，但没有能力将一个人的好坏放在一起。等到他有这样的能力时，他就会改变自己的习惯性认知，发现某个人有时候对他凶，并不意味着真的讨厌他，某个人对他很好，也不意味着永远都对他好。

附录 1

如何看待认知行为治疗和精神分析取向的心理治疗的区别

运用认知行为治疗的治疗师与运用精神分析取向的心理治疗的治疗师，二者在给患者进行治疗的过程中立场不同。从治疗风格而言，认知行为治疗具有指导性，治疗师相对更加积极主动（要注意主动不是代替），而精神分析取向的心理治疗是非指导性的。

一个治疗师完全有能力学习这两种方法，但在为患者进行治疗之前，我们需先评估患者是适合认知行为治疗，还是精神分析取向的心理治疗。只有患者和治疗师都相信某种方法对他是有效的，才会真的起效。如果患者不认同治疗师的方法，治疗师就很难帮助他。比如治疗社交焦虑障碍时，用认知行为治疗更合适。因为社交焦虑障碍的症状需要通过暴露缓解，但是精神分析治疗通常不会直接鼓励、要求，或者推动患者暴露。

大家需要相信，每种治疗方法都有自己的力量。有些时候，我们在治疗的过程中从利用精神分析取向的心理治疗转向认知行为治疗，或者从利用认知行为治疗转向精神分析取向的心理治疗是有必要的。但是，如果经常这样转换的话，就说明我们对自己学习的治疗方法没有信心。

附录 2

自我练习

（一）记录五因素练习

五因素每日记录表

时间	事件	自动想法	情绪	生理反应	应对行为

希望大家每天可以记录 1~2 次明显的情绪变化，尤其要将使自己感到痛苦的情绪记录下来。来访者大部分都是不愉快的，记录使自己感到痛苦的情绪更能帮助大家有效练习。

我们需要注意发生了什么特定事件，当时产生了什么情绪、自动想法、生理反应，做了什么来缓解自己的痛苦。用应用于我们自己身上的方法帮助来访者，会让我们在治疗他们的过程中更加坚定。

对于来访者来说，作业是他们识别自己的想法、情绪、感受、行为、生理反应，以及它们之间联系的好机会。如果大家还不会填这份记录表，可以再次阅读前文的相关内容，或者与身边其他的治疗师讨论。

大家填进表格的词汇或句子要特定、具体。

比如，有的人会记录自己有些不耐烦，对应的事件是假期还早起了。但他并没有说清楚让他早起的原因是什么，比如是隔壁装修噪声太大，还是没有在自己家住，睡不好。

比如，痛苦是一种比较笼统的感受，我们需要分辨。在特定的情境中，我们是焦虑、抑郁，还是愤怒（我们主要关注这三种情绪），并记录下情绪强度。

再比如，大家不能将"生气"填到生理反应一栏，生气不是生理反应，伴随生气的心慌、心跳加速、胸闷、肌肉紧张、想上厕所等才是生理反应。如果感到焦虑，那么你的焦虑就有它的主题，比如因为家人出什么事情而担心；如果感到愤怒，那么你愤怒的主题可能是被不公平地对待或者你的自尊被伤害了，将五因素对应起来，治疗师才能进行有针对性的干预。如果患者只写自己的感受是痛苦，那么治疗师很难了解，痛苦的感受到底是哪些想法造成的。

记录表格中的想法应为"滚烫的想法"。领导责备你，你很愤怒，可能会想"我要忽略，不必在意"。但是你处理自己情绪时的想法，不是我们所说的"滚烫的想法"，你的"滚烫的想法"可能是"他不理解我""他错怪我了"或者"他怎么可以这样对待我"等。

此外，大家需要注意，失眠不属于生理反应，而是一种状态。

并非我们所有和焦虑、抑郁相关的想法都一定是认知歪曲。有一些想法可能与现实一致。比如你很担心一天时间完不成某项工作，事实可能是，一天之内确实完不成。

而且我们觉察、识别自己的自动想法，是希望能让来访者，包括我们自己，能更全面、灵活地看待一些问题。所以我们在做这项练习时，也要避免自己犯非黑即白的错误，很快评判出自己的某些想法是不对的。

我们每个人看问题的方式都是从小时候起，经过多年形成的。有的时候尝试发现我们自己的想法是否符合现实，是否存在歪曲并不容易。所以，我们要多练习，多实践。

（二）行为实验练习

尝试设计一个行为实验，检验自己的消极自动想法，并修正让这个消极自动想法产生的信念。